2018 개정판

해부·병태생리로 이해하는

SN 성인간호학

STEPS TO ADULT HEALTHY NURSING

포인트 리뷰 II 혈액 / 순환기

도서출판 정담

해부·병태생리로 이해하는

SN 성인간호학

포인트 리뷰 II 혈액 / 순환기

인쇄 / 2018년 1월 20일
발행 / 2018년 1월 30일

발행인 김정찬
편집기획 손지현
편집디자인 최민수

발행처 도서출판 정담
주소 서울특별시 송파구 송이로17길 50-27
(가락동 13-10) 2층
전화 02-443-2791
팩스 02-430-7370
홈페이지 www.jdb.co.kr
등록 제 22-135호

정가 9,000원
ISBN 978-89-8085-848-4
978-89-8085-835-4(set)

의학편저자 머리글

의학이라는 험산준령에서도 그 본령을 이루는 것이 내과학이라고 할 수 있다.

내과학은 거대한 퍼즐이다. 양적으로나 내용적으로도 결코 만만치 않은 분야이다. 여러분들이 그동안 배워온 해부학, 조직학, 생리학, 생화학, 약리학, 병리학 등의 각종 기초학 지식들을 머릿속에서 퍼즐처럼 맞추어 임상현장에서 적용하기 위해서는 암기보다 질환에 대한 이해가 우선시되어야 한다.

결국 임상현장에서의 적용은 단순한 암기만으로 도달할 수 있는 경지가 아니다. 인체와 질병에 대한 기초의학에서 배웠던 모든 지식을 임상적인 지식에 접목시키고 그것을 다시 환자에 적용시킬 수 있는 수준으로 끌어올리기 위해서는 질병을 종합적으로 이해해야만 한다.

의과대학 본과생들 가운데는 참고서의 모든 것을 달달 외우려 했던 학생들도 더러 있었다. 그러나 아무리 기억력이 우수하다고 해도 암기만으로는 모든 내용을 기억할 수도 없으며, 아무런 연관성도 없는 의학용어의 나열만 암기한다고 해서 그 노력만큼 성적이 따라주지도 않았다.

이렇게 된 가장 큰 원인은 그들이 기초의학을 제대로 이해하지 못하였고 이를 임상의학과도 융합시키지 못했기 때문이다. 정상적인 인체의 구조, 생리, 병리에 대해서 잘 알지 못하면 각종 질환이 어떻게 초래되는지도 이해하기 힘들기 때문에 결국에는 책 속의 모든 내용을 외우려고 하는 악순환에 빠져버리는 것이다.

그렇다면 어떻게 해야 할까?

현실적으로 학교에서 임상의학을 공부하면서 다시 기초의학을 처음부터 공부한다는 것은 너무 어려운 일이다. 그렇기 때문에 기본으로 돌아가 그동안 공부했던 기초의학인 해부생리와 병태생리를 질환과 연계하여 다시 정리할 수 있도록 공부해야 한다.

이 책은 그동안 공부해왔던 인체의 해부학, 조직학, 생리학, 병리학 등의 각종 지식들을 리뷰할 수 있도록 간결하면서도 꼼꼼하게 서술하고 있다.

인체의 어떤 부위에서 어떠한 원인과 기전에 의해 질환이 발생하는지 이해하기 쉽도록, 또한 다양한 질환의 진단·증상·검사·치료 등에 대한 각각의 핵심내용을 명확하게 파악할 수 있도록 그림과 사진을 적절하게 활용하여 요점을 간결하게 서술하였다.

그렇기 때문에 이 책으로 공부하면 질환에 따른 병태생리와 증상, 치료 및 간호 모든 부분이 저절로 퍼즐이 맞춰지듯이 이해될 것이며, 따라서 자연스레 암기할 내용도 확연히 줄어들 것이다. 그리고 당연히 임상실습과 국시에도 반드시 필요한 지침서가 될 것이다.

2018년 편저자 일동

간호감수자 머리글

병원간호사회는 미래의 간호사인 학생들의 학습에 도움을 주기 위하여 정담 출판사에서 요청한 <성인간호학>의 간호관리와 포인트 리뷰 부분을 감수하기로 결정하였다. 감수과정에서 간호 파트 내용의 오류를 정정하였고 또한 간호 과정에서 누락된 핵심내용을 보충하여 감수하였다.

간호 과정(Nursing Process)의 목적은 환자의 질병을 올바르게 이해하고 질병의 치유 및 회복 과정에 따라 환자의 신체적·정신적·사회적 문제를 해결하는 과정에 초점을 맞추는 것이다.

학생들이 교재를 통해 학습된 간호 과정을 임상 현장에서 실제로 어떻게 적용하면 좋을지 판단하는 것은 매우 어려운 일이다. 이 교재에서는 학생들이 체계적으로 간호과정을 적용하기 위하여 간호 과정의 흐름을 한눈에 파악할 수 있도록 간호문제, 간호진단, 간호목표, 간호수행 항목을 일목요연하게 정리하여 실었다.

또한 포인트 리뷰의 '셀프 복습문제'를 통해 스스로 리뷰할 수 있도록 하였고, 이 리뷰가 끝난 뒤 '핵심 정리 문제'를 풀면서 향후 국시를 위한 확실한 길라잡이가 될 수 있도록 하였다. 뿐만 아니라 임상실습에서도 학생들은 환자 개개인의 간호문제에 따른 간호과정을 쉽게 적용할 수 있게 되어 학습효과를 더욱 실감할 수 있을 것이다.

이 교재가 성인간호학의 주요 참고도서로 폭넓게 사용할 수 있을 것으로 생각하며 감수 글을 마감한다.

2018년 감수자 일동

편저·감수 명단 (가나다순)

의학편저

김세규
연세대학교 의과대학 호흡기내과

김준명
연세대학교 의과대학 감염내과

문영명
연세대학교 의과대학 소화기내과

이꽃실
관동대학교 의과대학 감염내과

이수곤
연세대학교 의과대학 결합조직내과

정남식
연세대학교 의과대학 심장내과

고윤웅
연세대학교 의과대학 혈액내과

차봉수
연세대학교 의과대학 내분비내과

최규헌
연세대학교 의과대학 신장내과

최일생
연세대학교 의과대학 신경내과

홍천수
연세대학교 의과대학 면역·알레르기내과

간호감수

김연희
서울아산병원 간호부원장

박희라
경희대병원 간호팀장

오경환
세브란스병원 간호수석부장

이명해
경희대병원 간호본부장

이순행
서울아산병원 간호팀장

이창숙
단국대병원 UM

장창섭
서울대병원 수간호사

조문숙
분당서울대병원

최경옥
서울성모병원 간호부장

일러두기

공부를 시작하기 전에 우선 이 책이 어떤 방식으로 구성되어 있는지 알아보도록 하자.

질환별 간호관리

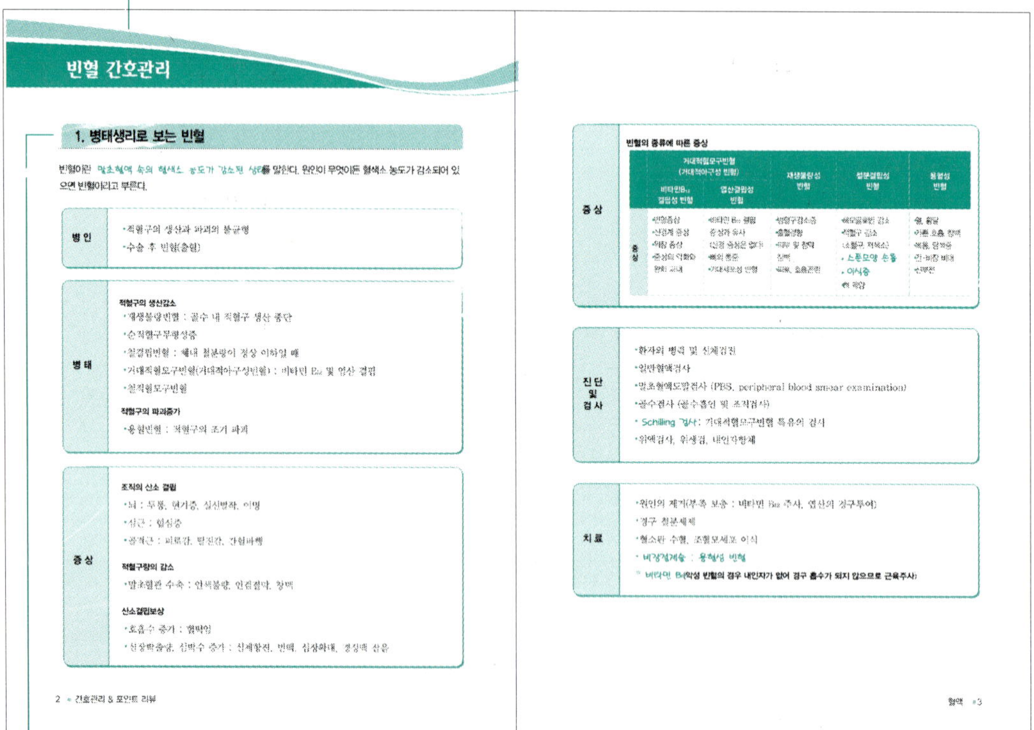

① 병태생리로 보는 질환

앞서 공부했던 질환의 핵심내용을 정리하여 한눈에 살펴볼 수 있도록 간결하게 서술하였다.

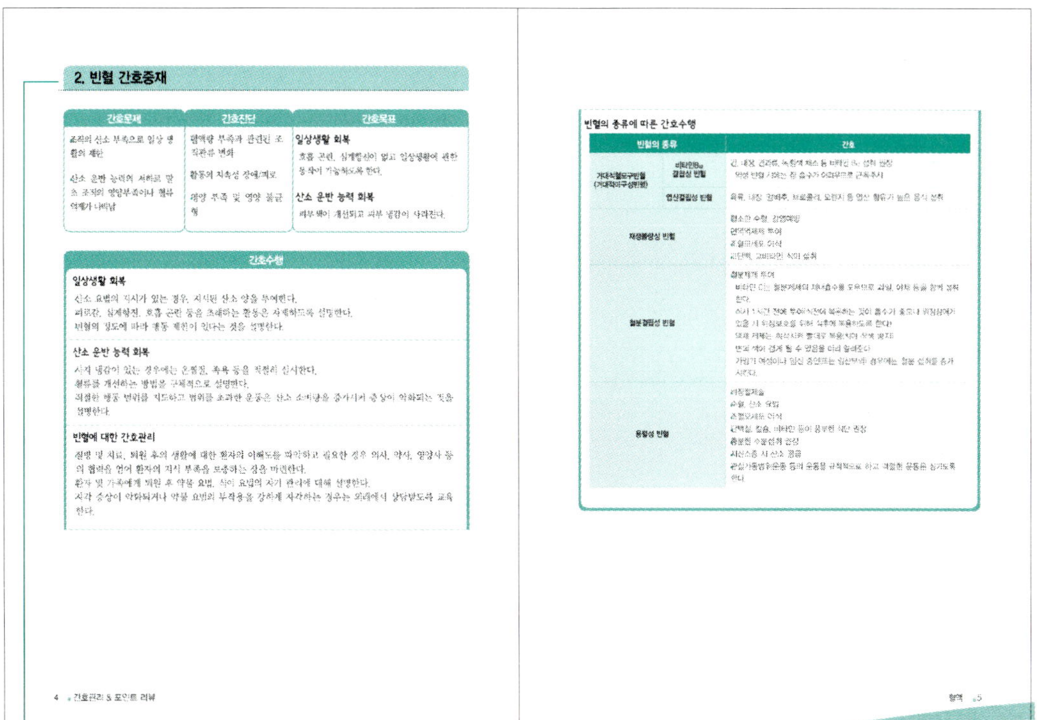
2. 빈혈 간호중재

간호문제	간호진단	간호목표
조직의 산소 부족으로 일상 생활의 제한 산소 운반 능력의 저하로 말초 조직의 영양부족이나 혈류 억제가 나타남	혈액량 부족과 관련된 조직관류 변화 활동의 지속성 장애/피로 영양 부족 및 영양 불균형	**일상생활 회복** 호흡 곤란, 심계항진이 없고 일상생활에 편한 동작이 가능하도록 한다. **산소 운반 능력 회복** 피부색이 개선되고 피부 냉감이 사라진다.

간호수행

일상생활 회복

산소 요법의 지시가 있는 경우, 지시된 산소 양을 투여한다.
피로감, 심계항진, 호흡 곤란 등을 초래하는 활동은 자제하도록 설명한다.
빈혈의 정도에 따라 활동 제한이 있다는 것을 설명한다.

산소 운반 능력 회복

사지 냉감이 있는 경우에는 온찜질, 족욕 등을 적절히 실시한다.
혈류를 개선하는 방법을 구체적으로 설명한다.
적절한 행동 범위를 지도하고 범위를 초과한 운동은 산소 소비량을 증가시켜 증상이 악화되는 것을 설명한다.

빈혈에 대한 간호관리

질병 및 치료, 퇴원 후의 생활에 대한 환자의 이해도를 파악하고 필요한 경우 의사, 약사, 영양사 등의 협력을 얻어 환자의 지식 부족을 보충하는 장을 마련한다.
환자 및 가족에게 퇴원 후 약물 요법, 식이 요법의 자기 관리에 대해 설명한다.
자각 증상이 악화되거나 약물 요법의 부작용을 강하게 자각하는 경우는 외래에서 상담받도록 교육한다.

4 간호관리 & 포인트 리뷰

빈혈의 종류에 따른 간호수행

빈혈의 종류		간호
거대적혈모구빈혈 (거대적아구성빈혈)	비타민B_{12} 결핍성 빈혈	[illegible]
	엽산결핍성 빈혈	[illegible]
재생불량성 빈혈		[illegible]
철분결핍성 빈혈		[illegible]
용혈성 빈혈		[illegible]

혈액 5

② 질환별 간호중재

질환에 따른 간호문제, 간호사정, 간호진단, 간호목표, 간호수행 등을 한눈에 볼 수 있도록 표로 정리하여 임상실습에 적용이 되도록 하였다.

질환별 포인트 리뷰

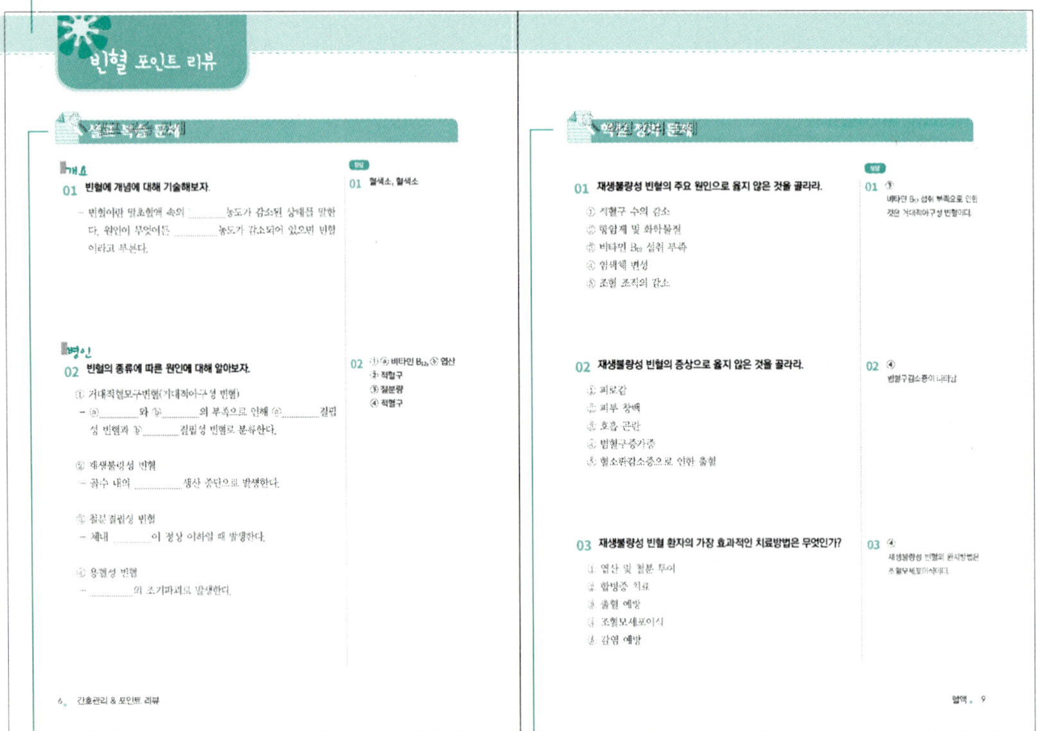
빈혈 포인트 리뷰

셀프 복습 문제

개요

01 빈혈에 개념에 대해 기술해보자.

– 빈혈이란 말초혈액 속의 ______ 농도가 감소된 상태를 말한다. 원인이 무엇이든 ______ 농도가 감소되어 있으면 빈혈이라고 부른다.

병인

02 빈혈의 종류에 따른 원인에 대해 알아보자.

① 거대적혈모구빈혈(거대적아구성 빈혈)
– ⓐ______ 와 ⓑ______ 의 부족으로 인해 ⓐ______ 결핍성 빈혈과 ⓑ______ 결핍성 빈혈로 분류한다.

② 재생불량성 빈혈
– 골수 내의 ______ 생산 중단으로 발생한다.

③ 철분 결핍성 빈혈
– 체내 ______ 이 정상 이하일 때 발생한다.

④ 용혈성 빈혈
– ______ 의 조기파괴로 발생한다.

정답

01 혈색소, 혈색소

02 ① ⓐ 비타민 B_{12}, ⓑ 엽산 ② 적혈구 ③ 철분량 ④ 적혈구

6 간호관리 & 포인트 리뷰

핵심 정리 문제

01 재생불량성 빈혈의 주요 원인으로 옳지 않은 것을 골라라.

① 적혈구 수의 감소
② 항암제 및 화학물질
③ 비타민 B_{12} 섭취 부족
④ 염색체 변성
⑤ 조혈 조직의 감소

02 재생불량성 빈혈의 증상으로 옳지 않은 것을 골라라.

① 피로감
② 피부 창백
③ 호흡 곤란
④ 범혈구증가증
⑤ 혈소판감소증으로 인한 출혈

03 재생불량성 빈혈 환자의 가장 효과적인 치료방법은 무엇인가?

① 엽산 및 철분 투여
② 합병증 치료
③ 출혈 예방
④ 조혈모세포이식
⑤ 감염 예방

정답

01 ③ 비타민 B_{12} 섭취 부족으로 인한 것은 거대적아구성 빈혈이다.

02 ④ 범혈구감소증이 나타남

03 ④ 재생불량성 빈혈의 완치방법은 조혈모세포이식이다.

혈액 9

① 셀프 복습 문제

간단한 문답식 문제를 통해 간호관리에서 정리했던 내용을 다시 되새겨 복습하고 확실하게 기억할 수 있도록 하였다.

② 핵심 정리 문제

실제 시험 문제에 출제되었던 문제들의 요점만을 모아 질환별로 재구성했다. 핵심정리된 문제를 풀면서 지금까지 공부해왔던 내용을 다시 한 번 점검해볼 수 있으며 국시에도 대비할 수 있다.

차례 포인트 리뷰

포인트 리뷰

혈액

빈혈 간호관리

1. 병태생리로 보는 빈혈

빈혈이란 말초혈액 속의 혈색소 농도가 감소된 상태 를 말한다. 원인이 무엇이든 혈색소 농도가 감소되어 있으면 빈혈이라고 부른다.

병 인	• 적혈구의 생산과 파괴의 불균형 • 수술 후 빈혈(출혈)
병 태	**적혈구의 생산감소** • 재생불량빈혈 : 골수 내 적혈구 생산 중단 • 순적혈구무형성증 • 철결핍빈혈 : 체내 철분량이 정상 이하일 때 • 거대적혈모구빈혈(거대적아구성빈혈) : 비타민 B_{12} 및 엽산 결핍 • 철적혈모구빈혈 **적혈구의 파괴증가** • 용혈빈혈 : 적혈구의 조기 파괴
증 상	**조직의 산소 결핍** • 뇌 : 두통, 현기증, 실신발작, 이명 • 심근 : 협심증 • 골격근 : 피로감, 탈진감, 간헐파행 **적혈구량의 감소** • 말초혈관 수축 : 안색불량, 안검결막, 창백 **산소결핍보상** • 호흡수 증가 : 헐떡임 • 심장박출량, 심박수 증가 : 심계항진, 빈맥, 심장확대, 경정맥 잡음

증상

빈혈의 종류에 따른 증상

	거대적혈모구빈혈 (거대적아구성 빈혈)		재생불량성 빈혈	철분결핍성 빈혈	용혈성 빈혈
	비타민B_{12} 결핍성 빈혈	엽산결핍성 빈혈			
증상	• 빈혈증상 • 신경계 증상 • 위장 증상 • 증상의 악화와 완화 교대	• 비타민 B_{12} 결핍 증상과 유사 (신경 증상은 없다) • 뼈의 통증 • 거대세포성 빈혈	• 범혈구감소증 • 출혈경향 • 피부 및 점막 창백 • 피로, 호흡곤란	• 헤모글로빈 감소 • 적혈구 감소 (소혈구, 저색소) • 스푼모양 손톱 • 이식증 • 혀 궤양	• 열, 황달 • 가쁜 호흡, 창백 • 복통, 담석증 • 간·비장 비대 • 신부전

진단 및 검사

- 환자의 병력 및 신체검진
- 일반혈액검사
- 말초혈액도말검사 (PBS, peripheral blood smear examination)
- 골수검사 (골수흡인 및 조직검사)
- Schilling 검사 : 거대적혈모구빈혈 특유의 검사
- 위액검사, 위생검, 내인자항체

치료

- 원인의 제거(부족 보충 : 비타민 B_{12} 주사, 엽산의 경구투여)
- 경구 철분제제
- 혈소판 수혈, 조혈모세포 이식
- 비장절제술 : 용혈성 빈혈

※ 비타민 B_{12}(**악성 빈혈의 경우 내인자가 없어 경구 흡수가 되지 않으므로 근육주사**)

2. 빈혈 간호중재

간호문제	간호진단	간호목표
•조직의 산소 부족으로 일상 생활의 제한 •산소 운반 능력의 저하로 말초 조직의 영양부족이나 혈류 억제가 나타남	•혈액량 부족과 관련된 조직관류 변화 •활동의 지속성 장애/피로 •영양 부족 및 영양 불균형	**일상생활 회복** 호흡 곤란, 심계항진이 없고 일상생활에 관한 동작이 가능하도록 한다. **산소 운반 능력 회복** 피부색이 개선되고 피부 냉감이 사라진다.

간호수행

일상생활 회복

- 산소 요법의 지시가 있는 경우, 지시된 산소 양을 투여한다.
- 피로감, 심계항진, 호흡 곤란 등을 초래하는 활동은 자제하도록 설명한다.
- 빈혈의 정도에 따라 행동 제한이 있다는 것을 설명한다.

산소 운반 능력 회복

- 사지 냉감이 있는 경우에는 온찜질, 족욕 등을 적절히 실시한다.
- 혈류를 개선하는 방법을 구체적으로 설명한다.
- 적절한 행동 범위를 지도하고 범위를 초과한 운동은 산소 소비량을 증가시켜 증상이 악화되는 것을 설명한다.

빈혈에 대한 간호관리

- 질병 및 치료, 퇴원 후의 생활에 대한 환자의 이해도를 파악하고 필요한 경우 의사, 약사, 영양사 등의 협력을 얻어 환자의 지식 부족을 보충하는 장을 마련한다.
- 환자 및 가족에게 퇴원 후 약물 요법, 식이 요법의 자기 관리에 대해 설명한다.
- 자각 증상이 악화되거나 약물 요법의 부작용을 강하게 자각하는 경우는 외래에서 상담받도록 교육한다.

빈혈의 종류에 따른 간호수행

<table>
<tr><th colspan="2">빈혈의 종류</th><th>간호</th></tr>
<tr><td rowspan="2">거대적혈모구빈혈
(거대적아구성빈혈)</td><td>비타민B_{12}
결핍성 빈혈</td><td>• 간, 내장, 견과류, 녹황색 채소 등 비타민 B_{12} 섭취 권장
- 악성 빈혈 시에는 장 흡수가 어려우므로 근육주사</td></tr>
<tr><td>엽산결핍성 빈혈</td><td>• 육류, 내장, 양배추, 브로콜리, 오렌지 등 엽산 함유가 높은 음식 섭취</td></tr>
<tr><td colspan="2">재생불량성 빈혈</td><td>• 혈소판 수혈, 감염예방
• 면역억제제 투여
• 조혈모세포 이식
• 고단백, 고비타민 식이 섭취</td></tr>
<tr><td colspan="2">철분결핍성 빈혈</td><td>• 철분제제 투여
- 비타민 C는 철분제제의 체내흡수를 도우므로 과일, 야채 등을 함께 섭취한다.
- 식사 1시간 전에 투여(식전에 복용하는 것이 흡수가 좋으나 위장장애가 있을 시 위장보호를 위해 식후에 복용하도록 한다)
- 액체 제제는 희석시켜 빨대로 복용(치아 착색 방지)
- 변의 색이 검게 될 수 있음을 미리 알려준다.
- 가임기 여성이나 임신 중인(또는 임산부의) 경우에는 철분 섭취를 증가시킨다.</td></tr>
<tr><td colspan="2">용혈성 빈혈</td><td>• 비장절제술
• 수혈, 산소 요법
• 조혈모세포 이식
• 단백질, 칼슘, 비타민 등이 풍부한 식단 권장
• 충분한 수분섭취 권장
• 저산소증 시 산소 공급
• 관절가동범위운동 등의 운동을 규칙적으로 하고 격렬한 운동은 삼가도록 한다.</td></tr>
</table>

빈혈 포인트 리뷰

셀프 복습 문제

개요

01 빈혈에 개념에 대해 기술해보자.

– 빈혈이란 말초혈액 속의 ________농도가 감소된 상태를 말한다. 원인이 무엇이든 ________농도가 감소되어 있으면 빈혈이라고 부른다.

정답

01 혈색소, 혈색소

병인

02 빈혈의 종류에 따른 원인에 대해 알아보자.

① 거대적혈모구빈혈(거대적아구성 빈혈)

– ⓐ________와 ⓑ________의 부족으로 인해 ⓐ________결핍성 빈혈과 ⓑ________결핍성 빈혈로 분류한다.

② 재생불량성 빈혈

– 골수 내의 ________생산 중단으로 발생한다.

③ 철분결핍성 빈혈

– 체내 ________이 정상 이하일 때 발생한다.

④ 용혈성 빈혈

– ________의 조기파괴로 발생한다.

02 ① ⓐ 비타민 B_{12}, ⓑ 엽산
② 적혈구
③ 철분량
④ 적혈구

증상

03 빈혈의 증상에 따라 빈혈의 종류를 구분해보자.

<table>
<tr><th colspan="2">빈혈의 종류</th><th>증상</th></tr>
<tr><td rowspan="2">거대적아구성 빈혈</td><td>① ________</td><td>- 빈혈증상
- 신경계 증상
- 위장 증상
- 증상의 악화와 완화 교대</td></tr>
<tr><td>② ________</td><td>- 비타민 B_{12}결핍 증상과 유사(신경 증상은 없다)
- 뼈의 통증
- 거대세포성 빈혈</td></tr>
<tr><td colspan="2">③ ________</td><td>- 범혈구감소증
- 출혈경향
- 피부 및 점막 창백
- 피로, 호흡곤란</td></tr>
<tr><td colspan="2">④ ________</td><td>- 헤모글로빈 감소
- 적혈구 감소(소혈구, 저색소)
- ⑤ ________모양 손톱
- 이식증
- 혀 궤양</td></tr>
<tr><td colspan="2">⑥ ________</td><td>- 열, 황달
- 가쁜 호흡, 창백
- 복통, 담석증
- 간·비장 비대
- 신부전</td></tr>
</table>

정답

03 ① 비타민B_{12} 결핍성 빈혈
② 엽산결핍성 빈혈
③ 재생불량성 빈혈
④ 철분결핍성 빈혈
⑤ 스푼
⑥ 용혈성 빈혈

치료 및 간호

04 빈혈의 종류에 따른 치료와 간호에 대해 알아보자.

빈혈의 종류		치료 및 간호
거대적아구성 빈혈	비타민B_{12} 결핍성 빈혈	- ① ________경구 투여(악성 빈혈 시에는 장 흡수가 어려우므로 근육주사)
	엽산결핍성 빈혈	- ② ______섭취(육류, 내장, 양배추, 브로콜리, 오렌지 등)
재생불량성 빈혈		- ③ ________이식 - ④ ________수혈, 감염예방 - 면역억제제 투여
철분결핍성 빈혈		- ⑤ ________투여 (비타민 C는 철분제제의 체내흡수를 도우므로 과일, 야채 등을 함께 섭취한다) - 가임기 여성이나 임신 중인(또는 임산부의) 경우에는 철분 섭취를 증가시킨다.
용혈성 빈혈		- 비장절제술 - 수혈, 산소 요법 - ⑥ _________이식

정답

04 ① 비타민 B_{12}
② 엽산
③ 조혈모세포
④ 혈소판
⑤ 철분제제
⑥ 조혈모세포

핵심 정리 문제

01 **재생불량성 빈혈의 주요 원인으로 옳지 않은 것을 골라라.**

① 적혈구 수의 감소
② 항암제 및 화학물질
③ 비타민 B_{12} 섭취 부족
④ 염색체 변성
⑤ 조혈 조직의 감소

02 **재생불량성 빈혈의 증상으로 옳지 않은 것을 골라라.**

① 피로감
② 피부 창백
③ 호흡 곤란
④ 범혈구증가증
⑤ 혈소판감소증으로 인한 출혈

03 **재생불량성 빈혈 환자의 가장 효과적인 치료방법은 무엇인가?**

① 엽산 및 철분 투여
② 합병증 치료
③ 출혈 예방
④ 조혈모세포이식
⑤ 감염 예방

정답

01 ③
비타민 B_{12} 섭취 부족으로 인한 것은 거대적아구성 빈혈이다.

02 ④
범혈구감소증이 나타남

03 ④
재생불량성 빈혈의 완치방법은 조혈모세포이식이다.

04 **철분결핍성 빈혈 환자가 철분제를 섭취할 때 함께 섭취하면 좋은 것은?**

① 칼슘
② 엽산
③ 단백질
④ 비타민 C
⑤ 비타민 D

정답

04 ④
비타민 C는 철분의 흡수율을 높여준다.

05 **철분결핍성 빈혈에 대해 옳지 않은 것은?**

① 빈혈 중 가장 많이 발생하는 질환이다.
② 구내염, 두통, 손톱이 얇아지는 증상이 나타난다.
③ 철분제 투여 시 대변 색깔이 옅어지므로 미리 알려준다.
④ 철분제를 물약으로 구강 투여할 때는 착색 방지를 위해 빨대를 사용한다.
⑤ 철분제는 식사 직후 비타민 C와 함께 복용하도록 한다.

05 ③
철분제 복용 시 대변의 색이 검게 변할 수도 있음을 환자에게 미리 알려준다.

06 **용혈성 빈혈을 나타내는 증상으로 옳은 것을 모두 골라라.**

① 황달
② 발열
③ 간 비대
④ 스푼 모양 손톱
⑤ 망상적혈구 감소

06 ①, ②, ③
④ 스푼 모양 손톱은 철분결핍성 빈혈에서 나타난다.
⑤ 용혈성 빈혈에서 망상적혈구는 증가한다.

백혈병 간호관리

1. 병태생리로 보는 백혈병

말초혈액 중에 비정상백혈구(백혈병세포)가 병적으로 증식하는 질병이다.

병 인	• 조혈모세포에 유전자 이상이 생겨 분화능력을 잃은 비정상적인 모구(백혈병세포)가 단세포군으로 증식하는 것이 원인이다. • 급성골수성백혈병은 50세 이상 고령자, 급성림프성백혈병은 10세 미만에서 많이 발생한다.
병 태	• 급성골수성백혈병(AML) : 골수계세포(과립구, 단핵구)의 증식, 가장 흔한 형태의 백혈병으로 50세 이상 성인에게 호발 • 만성골수성백혈병(CML) : 골수계 세포가 백혈구를 만드는 과정에서 발생하며 나이가 많을수록 발병 증가 • 급성림프성백혈병(ALL) : 림프계세포의 증식, 어린이에게 호발 • 만성림프성백혈병(CLL) : 성인 및 노인에게 호발하며 증상은 비교적 가볍다. • 조혈기능의 저하(조혈조직의 압박)로 범혈구 감소가 발생하고 각종 증상이 나타남.
증 상	**정상조혈의 억제** • 비정상적인 백혈구 증가, 적혈구 및 혈소판 감소 • 빈혈(호흡곤란, 전신권태감) • 발열(과립구 감소) • 출혈(혈소판 감소) **장기침윤, 전이** • 비대(림프조직) • 두통, 구토(중추신경계) • 발진, 융기(피부) **대사이상** • 저나트륨혈증, 저칼륨혈증, 고퓨린증 등

진 단 및 검 사	**진단** • 골수천자를 실시하여 골수도말표본(MAY-Giemsa 염색)을 만들어 모구의 증가를 조사한다. **검사** • 혈액생화학검사 • 세포조직화학검사
치 료	**1. 관해유도요법** • 관해유도요법 → 공고요법 → 유지·강화요법의 순서로 실시 **2. 화학요법** • 급성전골수성백혈병(APL) : All-trans retinoic acid(ATRA) • 만성골수성백혈병(CML) : interferon(IFN), TKI(Tirosine kinase inhibitor) 제제 • 대사길항제(Pyrimidine 길항제, purine 길항제 등) • 항생제 • 알킬화제 • 식물알칼로이드 • 부신피질호르몬제 **※ 화학요법 중인 백혈병 환자의 부작용** • 소화기 증상 : 오심, 구토, 식욕부진, 설사, 변비 등 • 피부 증상 : 탈모, 발진, 광선과민증, 색소침착 등 • 생식기 증상 : 정자 수 감소, 월경불순 및 폐경 • 골수기능 증상 : 감염, 빈혈, 점상출혈, 발열, 창백 등 **3. 조혈모세포이식** • 완치를 목표로 약제내성을 극복하는 강력한 수단 **4. 방사선요법**

2. 백혈병의 간호중재

간호문제	간호진단	간호목표
• 백혈구의 변이 및 감소, 화학요법, 영양부족, 스트레스 등으로 감염 위험 상태에 있음.	• 감염 위험성	**감염 예방** • 감염이 일어나지 않도록 예방행동을 이해하고 실시하도록 한다.
• 혈소판감소, 응고인자의 이상, 빈혈, 발열, 말초신경장애, 의식수준저하, 영양불량 증상이 있다.	• 출혈 위험성	**출혈 위험성 제거** • 치명적인 출혈을 일으키지 않고 화학요법을 안전하게 극복할 수 있다. • 출혈의 원인을 피하고, 출혈을 예방한다.
• 맛이나 냄새에 대한 변화 및 오심·구토 증상 • 출혈, 입술염증, 입안의 염증, 구강내 궤양, 구강의 통증, 설태, 미각이상의 증상 • 배변 횟수가 많아지고 액상의 변을 배출함.	• 치료의 부작용으로 인한 증상 – 구토 – 구강점막 장애 – 설사	**부작용 예방을 위한 처치** • 구역질이나 구토에 의한 2차 장애가 나타나지 않도록 치료를 계속한다. • 구강점막장애의 예방 및 증상완화를 도모하여 2차적 장애가 나타나지 않도록 한다. • 설사에 의한 2차적 장애가 일어나지 않도록 한다.

간호수행

감염 예방

- 발열의 유무, 영양상태의 경과를 관찰한다.
- 피부, 점막의 청결을 유지하여 손상을 방지한다.
- 발열 시에는 해열제나 진통제를 사용하여 증상을 완화한다.
- 백혈구, 염증반응 등의 혈액검사 수치를 보여주고 그 의미를 설명한다.
- 손씻기, 마스크 착용, 구강관리, 면회제한, 활동제한(혼잡한 곳을 피할 것) 등 감염예방 활동에 대하여 설명한다.
- 감염 예방을 위한 환자 격리 및 방문객 제한을 실시한다.

출혈 위험성 제거

- 기립성 저혈압, 현기증에 주의한다.
- 피부·점막의 청결, 적절한 습윤의 유지.
- 출혈 시 적절한 대처를 한다.
  - 피부 : 청결한 수건이나 붕대 등으로 압박지혈을 한다.
  - 비강 : 안정을 취하고 콧방울을 압박한다.
  - 소화관 : 식사를 제한한다.
- 변비를 호소할 시 변완화제를 사용하고 가능한 좌약 사용을 피한다.

> **※ 수혈 시의 주의사항**
> 심각한 부작용은 투여 후 15분 이내에 나타나는 경우가 많으므로 투여 후 5분간은 환자 옆에서 부작용(알레르기 반응, 호흡곤란, 쇼크, 발진, 부종 등)을 관찰한다.

부작용 예방을 위한 처치

오심 및 구토 예방

- 음식물에 대한 혐오감을 없애도록 한다.
- 신체상태(안색, 표정, 권태감 등의 불쾌증상) 및 수반증상(식욕부진, 불면, 부종 등)을 관찰한다.
- 적절한 제토제를 사용한다.
- 환경의 조정 : 냄새, 환기, 의복, 체위 등을 조정한다.
- 구역질, 구토에 대하여 설명하고 필요시에는 참지 말고 제토제를 사용하도록 교육한다.

구강 점막 손상 예방

- 구강내의 상태를 매일 관찰한다(혀의 상태, 점막의 상처, 발적, 출혈, 통증의 유무, 타액분비의 상태 등).
- 검사 수치를 관찰한다(백혈구, 헤모글로빈, 혈소판, 영양상태).
- 부드러운 칫솔을 이용하여 규칙적으로 양치질을 한다.
- 구강내 건조를 방지한다(얼음조각, 인공타액스프레이, 습윤제 등)
  - 식염수와 탄산수소나트륨 등과 같은 구강함수제를 사용한다.
- 식사에 유의한다(신맛이나 자극이 강한 음식, 뜨거운 음식, 딱딱한 음식은 피한다).

설사 예방

- 소화 흡수가 잘 되어 장 점막을 자극시키지 않는 음식을 소량씩 섭취하도록 한다. 설사가 심한 경우에는 장관의 안정을 위하여 절식이 필요함을 설명한다.

식이요법

- 환자가 좋아하는 음식을 소량씩 자주 제공한다.
- 소아, 청소년의 성장지연이나 체중 감소 시 고단백식, 고칼로리식 위주로 제공한다.
- 요산 배설을 촉진하게 위해 하루 3~4L의 충분한 수분을 섭취하도록 한다.

백혈병 포인트 리뷰

셀프 복습 문제

개요

01 백혈병에 대하여 간략하게 기술해보자.

– 백혈병은 말초혈액 중에 ____________가 병적으로 증식하는 질병이다.

병태

02 백혈병의 종류에 따른 병태에 대하여 기술해보자.

① 급성 림프성 백혈병 : ________에게 호발
② 만성 림프성 백혈병 : __________에게 호발. 증상이 비교적 가벼움.
③ 급성 골수성 백혈병 :
가장 흔한 형태의 백혈병. ___________ 에게 호발
④ 만성 골수성 백혈병 : 골수계 세포가 백혈구를 만드는 과정에서 발생. 나이가 _______ 발병 증가

치료 및 간호

03 백혈병의 치료와 간호에 대해 기술해보자.

① ________이식
② 감염 및 출혈 예방 간호 :
구강간호 시행, 양치 시 _________사용, _____금지
③ 방문객을 통제하고 _____이나 ________은 금지한다.
④ 오심, 구토 시 _______투여
⑤ ________이 포함된 약물 복용금지

정답

01 비정상백혈구(백혈병세포)

02 ① 어린이
② 성인 및 노인
③ 50세 이상 성인
④ 많을수록

03 ① 조혈모세포
② 부드러운 칫솔, 좌약
③ 꽃, 화분
④ 진토제
⑤ 아스피린

핵심 정리 문제

01 백혈병의 증상으로 옳은 것을 모두 골라보자.

① 비정상적인 백혈구 증가
② 백혈구의 급속한 증식으로 인한 적혈구, 혈소판 감소
③ 급성 백혈병에서는 폐렴, 패혈증 등의 감염증이 발생한다.
④ 만성 백혈병에서는 피로, 식욕부진, 체중 감소, 간·비장 비대가 나타난다.
⑤ 출혈, 저나트륨혈증, 저칼륨혈증, 저퓨린증, 젖산증 등

02 다음 중 백혈병을 확진할 수 있는 검사는?

① CT 촬영
② 말초혈액검사
③ 투베르쿨린반응 음전화
④ 골수 천자 생검
⑤ X-ray 촬영

03 백혈병 환자에 대한 간호로 적절하지 않은 것은?

① 직장으로 체온을 재거나 좌약을 넣지 않도록 한다.
② 통증 호소 시 아스피린을 복용하도록 한다.
③ 근육주사 및 피하주사를 피하도록 한다.
④ 방문객 면회를 제한하여 감염을 예방한다.
⑤ 부드러운 칫솔을 사용하도록 한다.

정답

01 ①②③④
⑤ 백혈병 환자는 퓨린 생성이 많아지므로 고퓨린증이 나타난다.

02 ④
골수조직 검사를 통해 악성세포의 종류를 확인하여 백혈병의 확진을 내릴 수 있다.

03 ②
아스피린을 함유한 약제는 금지한다.

04 백혈병 환자 간호 시 올바른 것은?

① 싱싱한 과일과 야채로 구성된 식단을 준비한다.
② 구강간호는 최대한 실시하지 않는 편이 좋다.
③ 백혈병 환자는 항암치료 이후 위장장애를 호소하므로 수분섭취를 제한한다.
④ 항암요법에서는 내성이 생기는 것을 방지하기 위해 한 가지의 항암제만 사용한다.
⑤ 발열 시에는 해열제나 진통제를 사용하여 증상을 완화한다.

정답

04 ⑤

① 모든 음식은 익혀서 먹고 부드러운 음식을 먹게 한다.
② 구강 내 감염방지를 위해 구강상태는 매일 세심히 관찰한다.
③ 충분한 수분섭취가 필요하며, 구강 섭취가 불가능할 때에는 정맥으로 수액을 보충한다.
④ 2~3가지 약물을 병용하는 것이 효과가 좋다.

악성 림프종 간호관리

1. 병태생리로 보는 악성 림프종

림프계 종양은 조혈계 종양 중에서 림프계 세포(B세포, T세포, NK세포)에 생긴 유전자 변이로 인해 종양성 증식을 초래하여 백혈병이나 악성 림프종 등 다양한 병태가 나타나는 질환이다.

악성 림프종은 림프 조직에 발생한 종양을 포괄하여 부르는 것으로 이를 병리조직학적으로 구분하면 호지킨림프종과 비호지킨림프종으로 나눌 수 있다.

병 인	• 바이러스 감염(EB바이러스 등) • *H. pylori* 감염
병 태	• 림프절에서 병변이 처음 발생(주로 횡격막상에서 발생하며 목부위 림프절이 가장 많다)하여 인접한 림프절 영역으로 진행한다. • WHO 분류 : B세포종양(전구B세포종양, 성숙B세포종양)과 T세포 및 NK 세포종양(전구 T세포종양, 성숙T세포종양)으로 나눈다. • 호지킨림프종, 비호지킨림프종(NHL), 만성림프모구백혈병(CLL), 털세포백혈병(HCL), 성인T세포백혈병/림프종, 피부T세포림프종(CTCL) 등이 있다.
증 상	• 체중감소, 발열(Pel-Ebstein형), 야간발한 : B증상이라 하며 비호지킨 림프종보다 호지킨 림프종에 흔하다. 3가지 중 하나라도 있으면 양성 • 림프절 비대 • 알코올 섭취 후의 림프절통증 : 호지킨 림프종의 증상
진 단 및 검 사	• 말초혈액소견 • 혈청생화학검사 • 림프절 조직검사 • 영상검사 (CT / PET 등) • 골수검사

치 료	**방사선요법** • 병변이 국한되어 있는 경우 • 호지킨 림프종에 적용 **화학요법** • 병변이 산재되어 있는 경우 • 호지킨 림프종 : ABVD • 비호지킨림프종 : R-CHOP **조혈모세포이식**

TIP

호지킨림프종과 비호지킨림프종의 비교

	호지킨림프종	비호지킨림프종
특징	– 20대 초반~50대 이후에 호발 – 일반적으로 B 림프구가 원인 세포 – 치료율이 높다.	– 호지킨 이외의 모든 악성 림프종을 가리킨다. – 50~70세에 호발한다. – B 림프구, T 림프구가 원인 세포
임상증상	– 초기의 무통성 림프절 비대 – 종양부위의 통증 – 체중감소, 발열(Pel-Ebstein형), 야간발한, 피로, 식욕부진, 소양증 ※ 확진 검사 : 림프절 생검을 통해 Reed-Sternberg cell이 있는지 확인	– 초기 증상은 거의 없다. – 무통성 림프절 비대 – 림프절 이외의 조직(피부, 위장관, 뼈 및 골수)에도 침범 – 체중 감소, 피로, 간·비장 비대 – 예후가 나쁘다.
치료	– 방사선치료 (다른 림프절로 전이가 많이 되었을 경우에는 불가) – 화학요법	– 방사선치료(림프절에 국한된 경우) – 병소 확산된 경우 항암화학요법 병행

2. 악성 림프종의 간호중재

간호문제	간호진단	간호목표
• 화학요법의 부작용으로 구역질, 구토에 의한 고통이 있다. • 화학요법의 부작용으로 변비에 의한 고통이 있다.	• 오심, 구토 • 변비	• 구역질, 구토의 원인을 이해하고 증상이 완화될 수 있도록 한다. • 규칙적인 배변으로 복부 불쾌감을 없앨 수 있다.
• 화학요법의 부작용에 의한 골수억제로 호중구수가 감소하고 감염의 위험이 있다.	• 감염 위험성	• 호중구수의 역할과 추이를 이해하여 감염예방 조치를 취할 수 있다.
• 방사선 요법으로 노출된 피부, 점막에 염증이 생겨서 고통이 있다.	• 피부 통합성 장애 – 피부의 발적, 열감, 통증, 미란, 점막의 염증	• 피부염, 점막염이 출현하는 이유를 이해하여 보호방법을 실시한다.

간호수행

화학요법으로 인한 부작용 완화

- 수반증상(식욕부진, 탈수, 빈맥, 설사, 변비 등)을 관찰한다.
  - 수분섭취를 권장한다.
  - 구토를 유발하는 냄새를 제거한다.
  - 복부를 압박하지 않는 자세를 유지한다.
- 변비와 수반증상(복부팽만감, 구역질, 구토, 불면증)을 관찰한다.
  - 필요에 따라 복부 마사지나 따뜻한 찜질을 하여 준다.
  - 완화제의 사용 방법을 설명한다.

호중구수 감소로 인한 감염을 예방

- 검사 데이터를 관찰한다 : 백혈구수, 호중구수, CRP
- 감염징후를 관찰한다 : 구강내 발적, 설태, 백반, 오한, 전율, 기침, 복통, 설사, 항문주위 발적, 통증, 빈뇨, 잔뇨감 등

피부점막 보호

- 의사의 지시에 따라 스테로이드 연고를 바르고 피부의 청결을 유지하도록 한다.
- 설사에 대하여는 정장제를 투여하고 수분보급을 실시한다.
- 구강, 후두, 식도점막염에 대하여는 음주, 흡연을 제한하도록 설명한다.

악성 림프종 포인트 리뷰

셀프 복습 문제

개요

01 악성 림프종에 대해 설명해보자.

– 악성 림프종은 림프 조직에 발생한 종양을 포괄하여 부르는 것으로 이를 병리조직학적으로 구분하면 __________과 __________으로 나눌 수 있다.

정답

01 호지킨림프종, 비호지킨림프종

호지킨림프종

02 호지킨림프종에 대해 기술해보자.

① 일반적으로 ________가 원인 세포이다.

② ____________에 호발한다.

③ 호지킨림프종에 흔한 ____________, ________(Pel–Ebstein형), __________의 3가지 증상을 B증상이라고 한다.

④다른 림프절로 전이가 되기 전에는 ________치료가 가능하다.

02 ① B 림프구
② 20대 초반~50대 이후
③ 체중감소, 발열, 야간 발한
④ 방사선

비호지킨림프종

03 비호지킨림프종에 대해 기술해보자.

① __________에 호발하며 예후가 ________.

② 병소가 림프절에 국한된 경우에는 ____________치료를 하고 병소가 확산된 경우에는 ______________을 병행한다.

03 ① 50~70세, 나쁘다
② 방사선, 항암화학요법

치료 및 간호

04 **호지킨림프종 및 비호지킨림프종의 치료에 대해 알아보자.**

① __________요법: 병변이 국한되어 있는 경우에 적용

② ____________요법: 병소가 확산된 경우에 방사선치료와 함께 적용

정답

04 ① 방사선
② 항암화학

05 **악성 림프종 환자의 간호에 대해 기술해보자.**

① ___________을 회복하기 위해 체중의 변화, 부종 유무, 수분 출납 등을 관찰한다.

② 방사선 요법으로 인한 피부 점막 손상이 있으므로 처방에 따른 ____________연고를 바르도록 한다.

05 ① 전해질 균형
② 스테로이드

핵심 정리 문제

01 호지킨병의 증상으로 옳지 않은 것은?

① 피로감 증가
② 체중 감소
③ 점상출혈
④ 야간발한
⑤ 림프절 비대

02 악성 림프종 환자의 간호로 옳지 않은 것은?

① 충분한 수분 섭취를 권장한다.
② 피부 및 구강점막의 청결을 유지하도록 한다.
③ 감염 예방을 위해 감염이 있는 사람과의 접촉을 피하도록 한다.
④ 화학요법 후에 구토방지제를 투여한다.
⑤ 복부를 압박하지 않는 자세를 유지하도록 한다.

03 호지킨병에 대한 설명으로 옳지 않은 것은?

① 초기에 무통성 림프절 비대로 시작하여 점차 영역이 확산된다.
② 50~70대에서 많이 발생하고, 여성보다 남성에게 많이 발생한다.
③ 목 한쪽 림프절의 비대, 피로, 허약감 등이 나타난다.
④ 열이나 감염의 징후가 나타나는지 관찰하고 징후 발현 시 즉각 조치를 취한다.
⑤ 화학요법의 부작용으로 오심과 구토가 나타난다.

정답

01 ③
점상출혈은 파종성 혈관내 응고증(DIC)의 주증상이다.

02 ④
오심 완화를 위해 화학요법 전에 구토방지제를 투여한다.

03 ②
20대 초반에서 50대에 많이 발생하며, 50~70대에 많이 발생하는 것은 비호지킨림프종이다.

다발성 골수종 간호관리

1. 병태생리로 보는 다발성 골수종

다발성 골수종이란 골수에서 형질세포가 단클론성으로 증식하는 림프계 종양으로, 악성 형질세포의 광범위한 골수 침투로 인해 뼈의 파괴가 일어나는 질환이다. 증식된 형질세포나 거기에서 생산되는 단클론성 면역글로불린이 뼈병변, 콩팥기능장애, M단백혈증 등 다양한 병태나 증상을 유발한다.

병 인	• 증식된 형질세포(골수증세포)나 거기에서 생산되는 단클론성 면역글로블린(M단백)이 뼈병변, 콩팥기능장애, M단백혈증 등 다양한 병태나 증상을 유발한다.

병 태	• WHO 분류에서는 형질세포종양에 포함되어 형질세포골수종이라고 한다. • 면역글로불린을 생산한다. • 뼈를 파괴하며 면역글로불린이 침착한다. • 신장장애 : Bence Jones Protein(BJP)가 원인이며 요세관으로 나온 BJP가 요세관에 침착되어 그곳을 폐쇄함으로써 장애가 발생한다. • 과다점도증후군 : M단백질의 증가로 혈장단백이 증가하여 혈액이 끈끈해진다. • 적혈구 염주형성 : M단백질이 접착제와 같은 작용을 하여 적혈구가 서로 연결된다.

증 상	• Interleukin-6(IL-6) 사이토카인이 증가 • 뼈병변 : 골수종 90% 이상의 환자에게서 뼈 X-ray 상의 이상이 나타난다. • 뼈통증 : 가장 흔한 증상: 뼈의 융해로 병적 압박골절이 나타나며 허리 및 등 통증의 원인이 되고 혈중 칼슘이 증가한다(고칼슘혈증). • 신장장애 : Bence Jones protein(BJP)이 원인 • M단백질의 증가로 나타나는 증상 _ 두통, 현기증, 의식장애(중추신경증상) _ 심부전/심장기능상실(점성이 있는 혈액이 원인) _ 출혈경향(혈소판, 응고인자의 주위에 M-단백질이 들러붙어 혈소판의 기능이 저하됨) _ 망막정맥의 팽창(순환장애로 인한 시력장애) _ 빈혈: 골수종세포가 골수에서 증식되는 결과 정상조혈이 억제된다.

진 단 및 검 사	• 말초혈액검사(빈혈, 적혈구염주 형성) • 골수검사(형질세포의 종양성 증식 확인) • 뼈X-선 검사(뼈 융해) • 생화학 검사(혈청칼슘 증가, 요단백, ESR 항진) • 소변검사(Bence jones protein)

치 료	• 항암화학요법 - MP(Melphalan + Prednisone), VAD (Vincristine + Adriamycin) - Thalidomide, Lenalidomide, Velcade, Bendamustine 등을 이용한 화학요법 • 조혈모세포이식 • 방사선치료 : 척수 압박 등의 증상을 완화시키는 목적

| 다발성 골수종의 대표적인 합병증(CRAB) |

- Ca 수치의 상승(Calcium elevation)
- 신장기능장애(Renal dysfunction)
- 빈혈(Anemia)
- 골병변(Bone lesion)

2. 다발성 골수종의 간호중재

간호문제	간호진단	간호목표
• 다발성골수종에 의한 골파괴	• 골 파괴에 의한 통증	**골 파괴에 의한 통증 완화** 통증을 완화하고 심신이 안정된 생활을 할 수 있다.
• 다발성골수종 및 화학요법에 의한 골수억제	• 감염 위험성	**감염 예방** 감염예방 조치를 한다.
• 병적골절이나 출혈 등을 예방하기 위한 행동을 취하지 않는다.	• 질환에 대한 지식부족	**골절 및 출혈 예방** 전도에 의한 골절이나 외상을 일으키지 않도록 위험인자를 이해할 수 있다.

간호수행

골 파괴에 의한 통증 완화

- NSAIDs 및 마약성 진통제를 투여한다.
- 진통제의 효과와 부작용에 대하여 설명한다.
- 통증이 심하면 근육이완제를 투여한다.
- 통증양상을 확인하고 이완 요법 등을 적용한다.

감염 예방

- 감염의 징후 관찰 : 빈뇨, 잔뇨감, 기침, 오한, 발열, 항문주위의 발적, 통증 등
- 양치질, 손씻기를 권장하고 사람이 많은 혼잡한 곳은 피하도록 교육한다.

골절 및 출혈 예방

- 빈혈(Hb 수치, 적혈구수)의 정도와 증상(비틀거림, 권태감), 출혈경향(혈소판수)의 정도와 유무 및 통증의 정도를 관찰한다.
- 뼈의 탈무기질화와 병리적 골절 감소를 위해 지속적인 실내 보행운동을 권장한다(칼슘상실예방).

신장기능 장애 예방

- 하루 3~4L의 충분한 수분을 공급한다(칼슘과다 희석).

다발성 골수종 포인트 리뷰

셀프 복습 문제

개요

01 다발성 골수종의 개념을 간단히 기술해보자.

– 악성 ________의 광범위한 골수 침투로 인해 _____의 파괴가 일어나는 질환이다.

증상

02 다발성 골수종의 증상에 대해 기술해보자.

① ___________이 증가한다.

② ________이 가장 흔한 증상으로 나타난다.

③ 혈소판, 응고인자의 주위에 M단백질이 들러붙어 혈소판 기능이 저하되어 _________이 나타난다.

간호

03 다발성 골수종의 간호

① 통증 완화를 위해 _________ 및 ___________를 투여하고 진통제의 효과와 부작용에 대해 설명한다.

② 칼슘과다 희석을 위해 하루 __________의 충분한 수분 공급을 권장한다.

③ 칼슘 상실을 예방하기 위해 ___________을 지속적으로 하도록 한다.

④ 통증이 심하면 _________를 투여한다.

정답

01 형질세포, 뼈

02 ① 사이토카인 ② 뼈통증 ③ 출혈경향

03 ① NSAIDs, 마약성 진통제 ② 3~4ℓ ③ 실내보행운동 ④ 근육이완제

핵심 정리 문제

01 다음 중에서 다발성 골수종의 증상이 아닌 것을 골라보자.

① 사지의 마비
② 신경병증
③ 반복적인 감염
④ 체중증가
⑤ 골조직 파괴로 인한 신결석, 신세뇨관 폐쇄

02 다발성 골수종 환자에게 걷기 운동을 권장하는 이유는 무엇인가?

① 칼로리를 소모시키기 위해서
② 칼슘 상실을 예방하기 위해서
③ 관절염을 예방하기기 위해서
④ 근육 마비를 예방하기 위해서
⑤ 신세뇨관 노폐물 축적 방지를 위해서

03 다발성 골수종 환자가 세균성 감염에 걸리기 쉬운 이유는?

① 신장 기능 장애로 인한 소변 정체
② 뼈 파괴로 인한 골절위험
③ 식욕부진으로 인한 영양 결핍
④ 악성 형질세포 과다 형성으로 인한 항체형성 장애
⑤ M단백질 증가로 인한 출혈경향

정답

01 ④
체중은 감소한다.
*③ 반복적인 감염은 다발성 골수종 사망의 주요 원인이 된다.
*⑤ 만성 신부전으로 발전한다.

02 ②
다발성 골수종 환자는 골 파괴로 인한 통증과 골절의 위험을 안고 있으므로 골절의 위험이 있는 무리한 운동은 금한다. 걷기 운동은 뼈의 탈무기질화를 예방하여 병리적 골절을 감소시킨다.

03 ④
비정상적인 악성 형질세포의 과다 형성으로 인해 골수가 파괴되고 정상적인 면역글로불린 합성이 방해되기 때문에 항체 형성에 장애를 받는다.

혈우병 간호관리

1. 병태생리로 보는 혈우병

응고인자에 이상이 생기면 2차지혈장애가 발생한다. 출혈시간은 정상이지만 피브린이 생산되지 않아 혈소판 혈전을 견고하게 만들 수가 없으며, 따라서 혈관 상처의 덮개가 견고하지 않아 그곳으로부터 출혈이 일어난다. 이러한 응고인자의 이상에 의해 나타나는 질환 중 하나가 혈우병으로, 혈우병은 반성열성 유전을 하는 선천성 응고이상 질환이다. 즉 혈액응고인자가 결핍되어 출혈경향이 증가하는 유전성 응고장애를 혈우병이라 한다.

병 인	• 성염색체(X)로 유전되는 열성 유전질환 • 혈우병 A : 제Ⅷ응고인자 결핍 • 혈우병 B : 제Ⅸ응고인자 결핍(빈도는 혈우병 A : 혈우병 B = 5 : 1) • 혈우병 C : 제Ⅺ응고인자 결핍
병 태	• 반복되는 관절내 출혈: 가벼운 타박상이나 외상이 원인이 됨. • 피하출혈 및 근육내 출혈: 관절내 출혈 다음으로 많음. • 출혈은 신체 모든 곳에서 가능함. * 점상출혈, 자반증은 나타나지 않음
증 상	• 혈관절증, 혈종 • 출혈 – 외상 후 과다출혈 – 두개내 출혈 – 근육내 출혈 – 관절내 출혈 – 피하 출혈 *** 합병증 : 두개내출혈, 표재성 출혈, 관절손상 및 장애, 근육 및 신경마비 등**

진 단 및 검 사	**검사소견** • 응고시간을 제외한 모든 검사소견은 정상 : 출혈시간, 혈소판 기능, 혈소판 수 모두 정상 • 응고시간(aPTT) 연장(혈우병 A) : 내인성경로의 응고시간을 반영하는 검사에서만 이상 수치를 보인다.

치 료	• 주요 출혈부위를 빨리 지혈시키고 출혈을 예방하는 것이 우선이다. • 혈장내 항혈우병인자(AHF)를 보충하여 급성 출혈을 예방한다. – 혈우병 A : 제Ⅷ인자 제제 – 혈 혈우병 B : 제Ⅸ인자 제제 • 섬유소 용해효소 억제제, 진통제, 부신피질호르몬제제 사용

2. 혈우병의 간호중재

간호사정	간호진단	간호목표
신체손상 위험성 • 절개부위나 긁힌 곳, 기타 작은 외상부위에서 느린 속도의 지속적인 출혈이 나타난다(외상 후에 바로 출혈이 발생하기보다는 지연된 출혈이 지속적으로 발생). • 위궤양과 같은 소화기 질환과 관련하여 통제할 수 없는 심각한 위장관 출혈이 발생한다. • 관절 내에 반복적인 자연 출혈로 인하여 장기간 장애를 초래하는 관절혈종과 근육 출혈이 나타난다. • 심부 피하조직, 근육 내 조직, 그리고 말초 신경 수변에 반복적인 혈종이 형성된다. 혈종에 의해 신경이 압박되면 심한 통증, 감각소실, 마비가 나타난다. • 출혈 합병증으로는 생명을 위협할 수 있는 두개강 내 출혈이 나타날 수 있다.	• 출혈과 관련된 신체손상 위험성 • 관절 내 출혈로 인한 혈종 형성과 관련된 통증 • 미세혈전 형성으로 인한 허혈과 관련된 조직관류 변화	• 대상자의 출혈 위험 감소 • 통증의 정도와 횟수 감소 • 대상자의 조직관류가 원활해짐 – 출혈 위험성이 적고, 출혈 시 지혈이 빨리 조절된다. – 대상자의 통증이 감소한다. – 대상자는 조직관류 저하 증상들이 나타나지 않으며, 활력징후가 안정된다.

간호수행

대상자의 출혈 위험 감소

- 혈뇨, 혈변, 점상 출혈 등의 증상을 관찰하고 의사에게 보고한다.
- 주기적으로 제Ⅷ 응고인자 수치에 대한 검사를 실시하고 사정한다.
- 가능한 한 주사는 피하도록 하며 근육이나 피하 주사는 금한다.
- 직장체온 측정, 좌약 삽입, 관장, 튜브 삽입 등 출혈을 유발할 수 있는 행위는 피하도록 한다.
- 구강 청결 시 부드러운 칫솔이나 면봉, 스펀지를 사용하고 치실은 사용하지 않는다.
- 항응고제, 비스테로이드성 항염제 약물, 아스피린 제제의 사용을 피한다.
- 외상, 낙상, 충돌, 자상 등을 피한다.
- 출혈부위를 얼음찜질한다.
- 출혈부위는 심장보다 위쪽으로 위치하도록 한다.
- 환자와 보호자에게 출혈에 대한 대처 방법을 교육한다.
- 표재성 출혈 시 냉찜질 적용 방법을 교육한다.

통증의 정도와 횟수 감소

- 통증이 심할 때에는 냉찜질이나 진통제를 사용한다.
- 통증을 경감시키기 위한 기분전환 활동(이완요법, 심상요법, 음악요법, 점진적 이완법 등)에 대해 교육하고 격려한다.

대상자의 조직관류 원활

- 조직관류 저하 증상(숨참, 심계항진, 가슴통증/흉통, 현기증 등)이 나타나는지 사정한다.
- Semi-Fowler's position을 취해 폐 확장을 도모하여 숨 쉬기 편안하게 한다.
- 혈관 수축제의 사용을 피한다.
- 체위를 자주 변경하고, 증상 완화 시 능동적 관절범위 운동(ROM)을 실시하도록 한다.
- 기립 시 저혈압 증상이 있는 환자는 천천히 거동하도록 한다.
- 임상검사(비정상적인 동맥혈 가스, 혈액 내 요소 질소와 크레아틴의 증가)등의 결과를 확인하고 의미 있는 수치의 경우 의사에게 알린다.

혈우병 포인트 리뷰

셀프 복습 문제

개요

01 혈우병에 대해 간략히 기술해보자.

– 혈우병이란 유전성 응고장애로, ____________가 결핍되어 출혈경향이 증가하는 증상을 말한다.

증상

02 혈우병의 증상에 대해 알아보자.

– ____________, __________, __________ 등

진단

03 일반적인 혈액응고 검사를 시행하였을 때 ____________ 에서만 약간의 지연이 나타나고, 프로트롬빈 시간(PT)과 출혈시간(bleeding time) 검사 및 혈소판 수는 정상으로 나타난다.

치료 및 간호

04 혈우병의 치료에 대해 기술해보자.

① 주요 출혈부위를 빨리 ________시키고 ________을 예방하는 것이 급선무

② ________ 투여하여 급성 출혈 예방

③ 증상 완화 시 ____________ 실시

④ 표재성 출혈 시 ________ 적용 방법 교육

정답

01 혈액응고 인자

02 혈관절증, 혈종, 출혈

* 혈우병의 증상 중 하나인 출혈의 종류에는 외상 후 과다출혈, 두개내출혈, 근육내출혈, 관절내출혈, 피하출혈 등이 있다.

03 활성 부분 트롬보플라스틴 시간(aPTT)

04 ① 지혈, 출혈
② 항혈우인자
③ 능동적 관절가동범위 운동
④ 냉찜질

핵심 정리 문제

01 혈우병의 증상이 아닌 것은?

① 반복되는 관절 내 출혈
② 근육 혈종
③ 관질통
④ 혈관절증
⑤ 점상출혈 및 자반증

정답

01 ⑤
점상출혈, 자반증은 나타나지 않음

02 혈우병의 치료 및 간호에 대해 옳지 않은 것은?

① 제VIII, IX 응고인자제제 투여
② 근위축 예방을 위한 관절 운동 실시
③ 관절통과 부종 시 진통제나 부신피질호르몬 투여
④ 아스피린 및 NSAID 처방
⑤ 통증 시 냉찜질 처치

02 ④
아스피린과 NSAIDs(비스테로이드성 소염진통제)는 혈액 응고를 지연시키므로 혈우병에는 금기약물이다.

03 혈우병 환자를 간호할 때 가장 우선시해야 할 목표는?

① 감염 관리
② 빈혈 예방
③ 출혈 예방
④ 통증 완화
⑤ 영양 섭취

03 ③

순환기

1. 병태생리로 보는 심부전(심장기능상실)

심부전이란 심장의 펌프기능 저하로 오는 심박출량의 감소, 조직혈류량 감소, 전신정맥계의 울혈을 초래하는 순환계의 불균형 상태를 말한다. 다시 말해, 심부전 그 자체는 질환명이 아니라 다양한 이유로 일어나는 병태를 가리키는 것이다.

병 인	• 심장질환의 펌프기능 저하 • 신체가 요구하는 심장 활동량의 증가 = 고박출성 심부전 • 좌심부전의 원인 - 고혈압, 심근경색, 판막질환, 심근증, 심장전도장애, 류마티스성 심장질환 • 우심부전의 원인 - 대부분 좌심부전 후 우심부전 발생 - 급성 호흡기능상실 - 만성 폐쇄폐질환(COPD), 폐기종
병 태	• 확장력 저하: 비대형 심근병증, 제한형 심근병증 등 • 말초혈관저항의 저하: 동정맥 단락 등 • 전부하 증가: 과혈량, 판막역류, 선천성 심장기형(심실중격결손, 심방중격결손 등) • 후부하 증가: 대동맥판막 및 폐동맥판막 협착증, 고혈압 • 심근수축력의 저하: 관상동맥 죽상경화증, 심근경색증, 확장형 심근병증, 심근염, 심낭염, 고혈압 등 • 산소수요의 증가: 발열, 빈혈, 갑상선기능항진증 등
증 상	**좌심부전 증상** • 급성 폐부종, 폐울혈 • 호흡곤란, 기좌호흡, 마른 기침, 천명음, 포말성 객담 • 전신피로, 허약감, 빈맥, 심계항진 • 청색증, 소변량 감소, 의식장애

증 상	**우심부전 증상** • 중심정맥압 상승 • 간·비장 비대, 경정맥 확장, 전신(특히 하지) 부종 • 오심, 복부팽만, 식욕부진, 체중증가, 청색증 **울혈성 심부전 증상** • 폐울혈로 인한 호흡기계의 조절기전 장애 • 호흡곤란, 기좌호흡, 기침, 경동맥 팽창

진 단 및 검 사	**좌심부전** • 청진 (습성 수포음) • 피부의 창백, 냉감, 발한의 관찰 • 흉부 X-선 검사 • 심전도 검사 **우심부전** • 흉부 X-선 검사(흉수의 저류 관찰)

치 료	**약물요법** • 이뇨제(Loop diuretics, Thiazide diuretics), 강심제(digitalis)*, 혈관확장제, ACE(angiotensin-converting enzyme) 억제제, 수액 등 * 심근 수축력을 강화시키기 위해 digitalis 제제(digoxin 등)를 투여한다. 디기탈리스는 이뇨제와 병행 투여할 때 칼륨농도가 감소한다. 혈중칼륨 수치를 관찰하여 칼륨을 보충할 수 있는 음식을 섭취할 수 있도록 한다. **보조순환 요법** • 대동맥내 풍선펌프(IABP) • 피부경유 심폐지지장치(PCPS)

2. 심부전(심장기능상실)의 간호중재

간호문제	간호진단	간호목표
• 심박출량 감소 및 가스교환장애와 관련된 운동 내성의 저하 문제	• 활동내성 저하 – 심박출량감소, 가스교환장애 – 활동중 진단(탈력감, 호흡곤란, 현기증) – 활동의 3분 후 (현기증, 호흡수 > 24, 호흡곤란, 맥박 > 95, 활동에 의한 피로)	**정상 심박 회복 및 가스교환 장애 해소** • 심박출량의 저하 징후나 증상이 없도록 한다. • 가스교환장애의 징후나 증상이 없도록 한다. • 심부전의 2차적 합병증(욕창, 심부정맥 혈전증, 요로감염증)의 징후나 증상이 없도록 한다.
• 호흡곤란 등의 심부전 증상에 의한 활동 장애	• 수면 장애	**수면 장애 해소** • 안정 시에는 심부전 증상이 없어지고 편안하게 수면을 취할 수 있다.

간호수행

정상 심박 회복 및 가스교환 장애 해소

- 치료계획에 따라 심장 재활 운동을 실시한다.
  : 재활운동은 안정을 위하여 병상에 누워 지내는 시기에 골격근위축 및 근력저하에 의한 낙상, 심부전의 2차 장애(심부정맥 혈전증, 욕창) 예방을 목적으로 한다.
- 안정을 위하여 침상에 있을 때에도 관절가동 범위내의 운동 등 적절한 운동을 하도록 한다.
- 급격한 체중증가와 X-선상의 폐울혈에 주의한다.
- 수분, 염분제한을 준수하도록 격려하고 탈수, 부종 상태를 확인한다.
- 열량이 낮고 섬유질이 적은 식단을 소량씩 자주 제공하도록 한다.
- 단백질 섭취를 충분히 하도록 하고 위에 팽만감을 주는 음식을 제한한다.
- 호흡곤란이 있는 경우에는 안락한 체위를 갖도록 한다(반좌위).
- 산소요법 실시 중에는 지시된 산소 투여량을 투여하고 기도를 정화하도록 한다.
- 폐울혈증이 있으면 폐렴이나 기관지염의 합병증이 발생하기 쉬우므로 구강내의 청결을 유지하고 기도 정화에 노력하도록 한다.

수면 장애 해소

- 증상의 출현상황이나 정도를 관찰한다.
  : 수면 중의 호흡상태, 수면 시의 체위(기좌호흡), 수면시간 등
- 환자와 함께 하루의 생활계획을 작성한다.
- 야간배설로 인하여 수면에 방해가 되는 경우에는 야간의 수분섭취를 제한하도록 한다.
- 심부전 증상이 수면에 미치는 영향을 설명한다.
- 매일의 수면상황(수면지속시간, 수면 시의 증상 등)을 환자자신이 파악할 수 있도록 지도한다.

만성 심부전/울혈성 심부전 포인트 리뷰

셀프 복습 문제

개요

01 울혈성 심부전의 개념을 간단히 기술해보자.

– 심장의 ________ 저하로 오는 ________ 의 감소, 조직 혈류량 감소, ________ 의 울혈을 초래하는 순환계의 불균형 상태를 말한다.

병태

02 심부전의 병태에 대해 기술해보자.

① ________ 증가 : 과혈량, 판막역류, 선천성 심장기형(심실중격결손, 심방중격결손 등)
② ________ 증가 : 대동맥판막 및 폐동맥판막 협착증, 고혈압
③ ________ 의 감소 : 관상동맥 죽상경화증, 심근경색증, 심근염, 심낭염 등
④ ________ 의 증가 : 발열, 빈혈, 갑상선기능항진증 등

증상

03 좌심부전의 중요한 증상은 무엇인가?

– ________ , ________

04 우심부전의 중요한 증상은 무엇인가?

– ________ , ________

정답

01 펌프기능, 심박출량, 전신정맥계

02 ① 전부하
② 후부하
③ 심근수축력
④ 산소수요

03 급성 폐부종, 폐울혈
* 그 외의 좌심부전 증상: 마른기침, 호흡곤란, 포말성 객담, 심계항진 등

04 경정맥 확장, 전신 부종
* 그 외의 우심부전 증상: 간비장비대, 중심정맥압 상승, 복부팽만, 식욕부진 등

치료 및 간호

05 치료 및 간호

① 심근의 수축력을 강화시키기 위해 ___________를 투여한다.

② 호흡곤란 시 _______를 취하도록 한다.

③ _____ 및 _____ 제한을 준수하도록 한다.

④ 폐울혈증이 있으면 폐렴이나 기관지염의 합병증이 발생하기 쉬우므로 ________을 유지하도록 한다.

⑤ 디기탈리스제제는 이뇨제와 병행 투여할 때 _____농도가 감소하므로 _________수치를 관찰하며 ______을 보충할 수 있는 음식을 섭취하도록 한다.

정답

05 ① 디기탈리스제제 *(digoxin 등)
② 반좌위
③ 수분, 염분
④ 구강 청결
⑤ 칼륨, 혈중칼륨, 칼륨

핵심 정리 문제

정답

01 울혈성 심부전에 대한 설명으로 옳지 않은 것은?

① 심장의 펌프기능 장애로 순환계 울혈이 일어난다.
② 좌심부전으로 인한 폐울혈이 초래될 수 있다.
③ 조직의 혈류량이 과도하게 증가한다.
④ 스트레스, 빈혈, 갑상선기능항진증 등으로 증상이 악화된다.
⑤ 폐부종이나 폐색전증 등이 합병증으로 나타난다.

01 ③
심장의 펌프기능 장애로 인해 조직의 혈류량이 감소한다.

02 울혈성 심부전 환자의 발작성 호흡곤란 시 가장 먼저 취해야 할 것은?

① 반좌위를 취하도록 한다.
② 수분을 충분히 섭취하도록 한다.
③ 이뇨제를 투여한다.
④ 산소를 투여한다.
⑤ 디기탈리스를 투여한다.

02 ①
반좌위를 취해 호흡을 원활하게 할 수 있도록 한다.

03 좌심부전의 대표적인 증상으로 옳지 않은 것은?

① 급성 폐부종
② 호흡곤란
③ 기좌호흡
④ 천명음
⑤ 서맥

03 ⑤
빈맥이 일어난다.

04 심부전 환자에게 디곡신(digoxin)과 이뇨제를 함께 투여할 때 주의해야 할 것은?

① 저혈압
② 체온 저하
③ 칼슘 농도
④ 칼륨 농도
⑤ 나트륨 농도

정답

04 ④
디기탈리스 제제는 이뇨제와 병행 투여할 때 칼륨이 감소한다.

05 울혈성 심부전 환자의 간호에 대한 설명으로 옳지 않은 것은?

① 침상 안정을 취하게 하고 체위변경을 실시한다.
② 안정을 취하게 하여 조직의 산소 요구량을 감소시킬 수 있다.
③ 오랜 침상 안정으로 신장결석, 폐색전증 등의 합병증이 발생할 수 있다.
④ 수분과 염분 섭취는 제한한다.
⑤ 저단백 식이를 제공한다.

05 ⑤
심부전 환자는 영양결핍과 수분정체로 인해 알부민 수치가 저하되므로 단백질 섭취를 권장한다.

부정맥 간호관리

1. 병태생리로 보는 부정맥

부정맥은 심장의 수축기능에 대해 중대한 영향을 미치는 이상상태이다. 부정맥이라는 단어에는 "맥이 일정하지 않은 질환"이라는 의미가 있지만, 정확하게는 심장자극의 형성이상이나 전도이상으로 일어나는 모든 병태를 포함하고 있다.

병 인	• **심근세포의 손상 및 심근의 국소빈혈** • **심장조직의 장애 :** 자극전도계 이외의 세포가 자동능을 갖게 됨 • **심질환 :** 심장판막증, 심근병증, 허혈성심질환, 심방중격결손증, 심부전 • **내분비질환 :** 갑상선 기능항진증 등 • **음주, 흡연, 카페인 등**

병 태	**자극형성이상** • 자극전도계의 자동능 항진과 저하 • 이상자동능 • 유발활동 **자극 전도이상** • 차단(심근허혈, 심근경색, 심근병증) • 회귀(연속적 탈분극)

증 상	**맥이 일정하지 않은 부정맥** • 기외수축(단발의 심박) • 심방세동 **느린 부정맥** • 자극형성이상(동서맥, 동정지, 동기능부전증후군) • 자극전도이상(방실차단) **빠른 부정맥** • 심실상성 빈맥(동성빈맥, 심방조동) • 심실성 빈맥(심실빈맥, 심실조동)

진단 및 검사	**진단** • 문진, 맥박, 심음청진 **검사** • 심전도(가장 정확), 홀터심전도, X-선 검사, 심장 초음파, 혈액·소변검사, 심장 카테터 검사
치료	**심방세동** • 약물요법(β차단제, 칼슘길항제, 디지탈리스〈digitalis〉) • 전기쇼크(세동 제거의 방전) • 외과수술(Maze법, 인공심폐) • 카테터절제법 • 항응고요법(와파린) **서맥성 부정맥(느린부정맥)** • 심박동기(인공심박동기) 치료 • 약물요법(항콜린제, β자극제) **빈맥성 부정맥(빠른부정맥)** • 전기쇼크 • 고빈도조율 • 약물요법 • 카테터절제법

TIP

부정맥의 종류

종류	내용
심방조동	• 심방수축수 250~350회/분, 심실수축수 125~175/분 • P파의 기저선 위치에 톱니모양의 조동파(F파)가 생성된다.
심방세동	• 흔한 부정맥으로 노인에게 흔히 발생한다. • 가장 빠른 리듬을 보인다. • 심방수축수 350~600회/분, 심실수축수 100~150회/분
동성부정맥	• 가장 자주 나타나는 부정맥 • 청년층, 노년층에 호발 • 불규칙한 리듬으로 PP 간격 지연
동성서맥	• 미주신경의 활동증가 및 교감신경의 긴장 저하, 갑상선기능저하증, 점액수종 시 나타날 수 있음 • 정상 동성리듬과 동일한 특징을 지니고 속도만 느리게 나타남 • 심전도상 RR 간격이 점차 길어짐 • 40~60회/분의 규칙적인 심박동수가 나타남 • P파는 정상이고 QRS파 앞에 위치
동성빈맥	• 동방결절의 자동성이 높아져 분당 100회 이상의 빈맥이 발생 • 신체 운동 시 정상적인 생리적 반응으로도 나타남 • 부교감신경 차단제의 투여, 교감신경계의 자극, 카페인자극, 갑상선기능항진증, 쇼크 등의 전신적 장애가 있을 때도 나타남
방실연접부 전도 장애	• 동방결절에서 시작한 심장수축 자극이 방실결절에 도달한 후 His bundle branch로 전도가 지연되거나 차단되는 것 • 허혈, 류마티스 열, 약물 독성 등으로 인한 junction 손상이 원인 ① 1도 방실 차단 방실 결절에서의 전도장애로 심방과 심실의 전도시간 지연 ② 2도 방실 차단 간헐적인 방실 사이 전도 차단, QRS군이 가끔 탈락, 심방수축>심실수축 Mobitz 1 : PR간격이 길어짐. 결국 QRS군이 1회 탈락 Mobitz 2 : P파와 PR간격은 일정, QRS군 없음 ③ 3도 방실 차단 • 심방과 심실이 독립적으로 수축 • 심방수축수 60~100회/분, 심실수축수 20~40회/분 • P파는 정상이며 규칙적이지만 전도가 되지 않아 심실에 자극이 전달되지 않음 • QRS파는 P파와 상관없이 정상보다 지연되어 나타남
심실빈맥	• 3개 이상의 조기 심실수축이 분당 100회 이상으로 연속 출현 • 심실 수축 100~250회/분 • 무맥성 심실빈맥의 경우 즉시 CPR, 제세동
심실세동	• 심실 여러 부위가 불규칙한 수축, 이완하여 심박출량이 감소 • 초기(3~5분)에 적극적인 치료하지 않으면 사망 • 즉시 CPR, 제세동 • 제세동 효과 높이기 위해 에피네프린 및 바소프레신 주사

2. 부정맥의 간호중재

간호문제	간호진단	간호목표
• 합병증의 위험상태: Adams-Stokes 증후군, 뇌순환장애 위험상태, 심박출량감소, 심정지	• Adams-Stokes 증후군 : 현기증, 눈의 암흑감, 헐떡임, 실신, 전도, 전도에 의한 외상 • 뇌순환장애 위험상태 : 의식장애, 마비, 감각저하, 언어장애, 수족의 운동장애 등 • 심정지 : 급격한 의식소실, 호흡정지, 심전도상의 심박정지	**합병증의 위험 요인 제거** • 부정맥에 의한 합병증의 징후, 증상을 조기에 발견하여 신속히 대응한다.
• 부정맥을 일으키는 뇌허혈에 의한 전도 혹은 외상의 위험성	• 신체손상의 위험 상태 : 실신, 현기증, 조직 저산소, 혈압저하	**뇌허혈에 의한 외상 위험 요인 제거** • 전도나 전도에 의한 2차적 장애가 없도록 한다.

간호수행

합병증의 위험 요인 제거

- Adams-Stokes 증후군 : 현기증이나 호흡곤란으로 증상이 나타나는 경우에는 심전도 검사를 한다. 심실빈박이나 심실세동 등의 위험한 부정맥이 나타나는 경우에는 구원을 청하여 긴급조치를 하고 심전도 모터를 장착하여 심전도를 감시하며 필요한 경우에는 기관내삽관을 실시한다. 호흡곤란의 경우에는 산소를 투여한다.
- 뇌순환장애 위험상태 : 1차 긴급조치 후 확정진단을 위하여 CT 등의 검사를 실시하도록 도와준다.
- 심정지 : 즉시 심폐소생(CRP)과 전기 쇼크에 의한 제세동을 실시하여야 한다. 동시에 계속하여 심장 마사지를 실시하여 전신(특히 뇌)의 산소화를 유지하여야 한다(Pulseless VT, VF의 경우 제세동, asystole, PEA의 경우 제세동×).
- 부정맥의 원인과 기초질환(심근경색, 심근증, 갑상선기능항진증 등)에 관한 생활지도를 한다.
- 환자와 가족에게 약물 복용에 대한 지도를 한다 : 약물명, 투여량, 투여횟수, 작용, 부작용에 대하여 환자가 알기 쉽게 설명한다.
- 부정맥을 유발하는 동작(수면부족, 과로, 정신적 스트레스, 대량음주, 흡연, 과식, 카페인 등)을 피하도록 설명하고 일상생활에도 적용하도록 지도한다.

뇌허혈에 의한 외상 위험 요인 제거

- 환자가 넘어질 경우를 대비하여 환자의 주위를 안전한 환경으로 정리한다(유리 제품 등 깨지기 쉬운 물건 정리).

부정맥 포인트 리뷰

셀프 복습 문제

개요

01 부정맥의 개념을 간단히 기술해보자.

– 부정맥은 심장의 __________에 중대한 영향을 미치는 이상 상태이다. 부정맥이란 '맥이 일정하지 않은 질환'이라는 뜻이지만 정확하게는 심장자극 형성이상이나 __________으로 일어나는 모든 병태를 포함한다.

원인

02 부정맥의 원인을 나열해보자.

① __________의 손상 및 심근의 __________

② 음주, ________, ________ 등

진단

03 부정맥의 진단 검사로 가장 정확한 검사는?

– ____________

치료 및 간호

04 부정맥의 치료 및 간호에 대해 기술해보자.

① 심방세동의 약물요법 : __________, __________, __________, __________

② 항응고요법 : __________ 투여

③ 느린부정맥의 약물요법 : __________, __________

④ 심정지를 일으키는 부정맥 중 pulseless VT, VF의 경우 즉시 __________과 전기 쇼크에 의한 ________을 실시하여야 한다.

정답

01 수축기능, 전도이상

02 ① 심근세포, 국소빈혈
② 흡연, 카페인

03 심전도 검사

04 ① β차단제, 칼슘길항제, 디지탈리스, 항부정맥제
② 와파린
③ 항콜린제, β자극제
④ 심폐소생(CRP), 제세동

핵심 정리 문제

01 다음에서 말하는 부정맥의 종류는 무엇인가?

> - 불안정한 심실 기외수축이 반복적으로 나타난다.
> - 3개 이상의 조기 심실 수축(PVC)이 계속 나타난다.
> - 심실 수축 100~250회/분

① 심방조동
② 심방세동
③ 심실세동
④ 심실조동
⑤ 심실빈맥

02 심실세동 증상을 보이는 환자에게 가장 먼저 행해야 할 간호는?

① 기관 삽관 준비
② 산소공급
③ 심폐소생술 실시
④ 에피네프린 정맥주사
⑤ 심전도 체크

03 심장의 전도장애를 초래하여 부정맥을 야기할 가능성이 있는 전해질은 무엇인가?

① 혈중 지질
② 혈중 칼슘
③ 혈중 칼륨
④ 혈중 나트륨
⑤ 혈중 마그네슘

정답

01 ⑤

* 심실빈맥 : 3개 이상의 조기 심실수축이 분당 100회 이상으로 연속 출현. 심실 수축 100~250회/분
* 심실조동 : 심실이 극히 빠른 속도로 흥분. 심실로부터의 혈액 방출이 거의 정지되므로 수 분 이상 계속될 경우 사망한다. 즉각적인 응급치료 필요.
* 심실세동 : 매우 빠른 자극 발생과 수축으로 인해 심실이 무질서하게 경련. 즉시 CPR, 전기충격요법 실시
* 심방조동 : 심방수축수 250~350회/분, 심실수축수 125~175/분. P파의 기저선 위치에 톱니모양의 조동파(F파)가 생성.
* 심방세동 : 가장 빠른 리듬을 보인다. 심방수축수 350~600회/분, 심실수축수 100~150회/분

02 ③

심실세동은 초기(3~5분)에 적극적인 치료를 하지 않으면 환자가 사망하므로 즉시 심장 제세동술을 실시한다.

03 ③

신경자극을 돕는 작용을 하는 혈중 칼륨이 부족하거나 과잉되면 심장의 전도 장애를 초래할 가능성이 있다.

동맥경화증 간호관리

1. 병태생리로 보는 동맥경화증

동맥경화란 다양한 요인에 의해 혈관의 구조에 장애가 일어나 동맥벽 안에 지질이나 세포외기질의 비정상적인 축적이 일어나는 경화성 변화를 말한다.

병 인	• 지질이나 세포외기질의 비정상적인 축적(경화성 변화) • 동맥 내피세포의 손상

병 태	• 동맥벽으로의 LDL 침입 • 산화스트레스에 의한 변화(산화 LDL) • 내피에서의 시토카인의 형성 • 혈관 내피에 백혈구의 접착 침입 • 지방선조(지방줄무늬)의 형성 • 동맥경화성 플라크의 형성(혈관내막)

증 상	• 두통, 구토 • 의식장애, 마비 • 언어장애 **＊동맥경화의 위험인자** – 고지질혈증 – 고혈압 – 당뇨병 – 여성호르몬(에스트로겐)의 감소 – 흡연

진 단 및 검 사	**진단** • 가족 병력 조사 • 생활습관(흡연, 음주 등)조사 **검사** • 혈액검사일반 • 혈액생화학검사 • 흉부X-선검사 • 심전도 • CT, MRI 검사

치 료	**식사요법** • 저콜레스테롤, 저칼로리, 저포화지방산의 식사, 염분제한 **운동요법** • 적당한 운동 **약물요법** • 강압제의 지속적인 투여

2. 동맥경화증의 간호중재

간호문제	간호진단	간호목표
• 약물 요법, 생활 습관의 변화에 수반된 건강관리와 정기적인 외부 진찰이 곤란하다.	• 치료 계획의 복잡성, 지식 부족으로 인한 비효과적 치료 관리	• 동맥 경화증·고혈압 치료를 하는 것이 합병증 예방과 관계가 있다는 것을 설명한다.
• 식사요법, 약물요법을 준수하지 않는다.	• 지시에 따르지 않는 행동 • 증상 악화의 징후	• 약물 요법을 계속하여 적정한 범위에서 혈압이 유지된다. • 지시된 식사 제한을 지키고 적정 체중을 유지할 수 있다.
• 약물의 부작용에 의한 신체 손상의 위험	• 신체 손상 위험성	• 약물 부작용 증상에 주의하도록 한다. • 신체 손상을 방지하기 위한 안전 조치를 취하도록 한다.

간호수행

치료를 통한 합병증 예방

- 치료 및 식사 요법, 약물 요법에 대한 지식의 지도를 한다.
- 약물 복용지도를 한다.
- 환자·가족에게 치료 계획, 질환의 경과, 생활 습관 변경의 필요성을 설명한다.
- 합병증 증상과 그 대처 방법을 설명한다.

적정 혈압 및 체중 유지

- 가정에서의 혈압 측정을 지도한다.
- 식이요법에 대해 지도하고, 섭취 에너지의 결정 및 관리 방법을 설명한다.
- 체중 측정의 의미와 그 방법을 설명한다.
- 흡연 및 음주를 금하도록 한다.

약물 부작용 대처

- 환자의 자기 관리 능력을 배려하고 보행이나 이동 시에는 도움을 준다.
- 복약 후 어지럼증이 나타나는 경우 활동을 삼가도록 설명한다.
- 복용하는 약물의 작용·부작용에 대해 설명한다.
- 환자·가족에게 복약 관리 방법을 설명한다.
- 내복약의 부작용 증상이 나타난 경우의 대처 방법을 지도한다.

동맥경화증 포인트 리뷰

셀프 복습 문제

개요

01 동맥경화증의 개념을 간단히 기술해보자.

– 동맥경화란 다양한 요인에 의해 ________의 구조에 장애가 일어나 동맥벽 안에 ________이나 세포외기질의 비정상적인 축적이 일어나는 경화성 변화를 말한다.

병태

02 동맥경화증의 병태에 대해 기술해보자.

① 동맥벽으로의 ________침입
② ____________에 의한 변화(산화 LDL)
③ 내피에서의 ________의 형성
④ 혈관 내피에 ________의 접착 침입
⑤ ____________의 형성
⑥ ____________의 형성(혈관내막)

위험인자

03 동맥경화증의 위험인자에는 어떤 것들이 있는가?

– __________, ________, ________, __________, ______

정답

01 혈관, 지질

02 ① LDL
② 산화스트레스
③ 시토카인
④ 백혈구
⑤ 지방줄무늬(지방선조)
⑥ 동맥경화성 플라크

03 고지질혈증, 고혈압, 당뇨병, 여성호르몬 감소, 흡연

치료

04 동맥경화증의 치료 요법에 대해 기술해보자.

① 식사요법 : ______________, ______________, ______________식이, ________제한

② 약물요법 : ________의 지속적인 투여

간호

05 동맥경화증의 간호에 대해 기술해보자.

① 적정 ________ 및 ________을 유지하도록 한다.

② ________, ________를 금하도록 한다.

③ 복약 후 어지럼증이 나타나는 경우 ______을 삼가도록 설명한다.

정답

04 ① 저콜레스테롤, 저칼로리, 저포화지방산, 염분
② 강압제

05 ① 혈압, 체중
② 흡연, 음주
③ 활동

핵심 정리 문제

01 동맥경화증의 증상으로 옳은 것을 모두 골라보자.

① 두통 ② 구토 ③ 의식장애 ④ 마비 ⑤ 언어장애

정답

01 ①, ②, ③, ④, ⑤

02 동맥경화증의 위험요인이 아닌 것은?

① 흡연
② 당뇨병
③ 저혈압
④ 운동부족
⑤ 고지혈증

02 ③

고혈압이 동맥경화증의 위험요인이다.

* 동맥경화의 위험인자 : 고지질혈증, 고혈압, 당뇨병, 에스트로겐 감소, 흡연 등

03 동맥경화증의 치료 방법으로 옳지 않은 것은?

① 강압제를 지속적으로 투여한다.
② 심장에 무리를 주지 않기 위해 침상안정을 시킨다.
③ 염분 섭취를 제한한다.
④ 저콜레스테롤, 저칼로리 식단을 제공한다.
⑤ 금연, 금주를 권한다.

03 ②

적당한 운동을 하도록 권한다.

심장판막증 간호관리

1. 병태생리로 보는 심장판막증

심장에는 판막이 있어 심장의 수축운동에 의해 방향성을 가진 혈류로 변환시키는 작용을 한다. 따라서 이 판막에 이상이 발생하면 심장의 펌프기능이 장애를 일으키게 된다. 이런 판막의 이상을 심장판막증이라고 한다. 심장에는 네 개의 판막이 있으며, 각각 협착과 역류가 존재하기 때문에 총 8가지의 판막증이 있다. 그러나 판막증이 일어나는 원인은 공통된 부분이 있으므로, 두 개 이상의 판막증이 합병되거나(연합판막증), 하나의 판막에 협착과 역류가 합병되는 경우도 있다.

병 인	• 심장의 판막에 이상이 발생하여 심장 펌프기능이 장애를 일으킨다.
병 태	• 판막의 협착과 역류에 의한 혈행동태의 변화와 그것에 동반된 심장이나 대동맥의 구조변화가 병태의 중심이 된다.
증 상	• 운동 시 호흡곤란, 기침 • 협심통, 실신발작, 심부전 • 권태감 • 간비대, 부종
진단 및 검사	• 병력과 신체소견 • 심전도 • 흉부 X-선 사진 • 심장초음파 • 심장카테터 검사

치 료	**승모판막질환** • 약물요법 : 이뇨제, 항부정맥제 • 외과적 치료 – 경피적 승모판막경계절개술 – 직시하 승모판막경계절개술 – 승모판막치환술 **삼첨판막질환** • 약물요법 : 염분제한, 이뇨제 • 외과적 치료 – 삼첨판막성형술 – 판막치환술 **대동맥판막질환** • 약물요법 : 염분제한, 이뇨제, ACE억제제 • 외과적 치료 – 대동맥판막치환술 – 대동맥판막성형술 **폐동맥판막협착** • 약물요법 : 디지탈리스, 이뇨제 • 외과적치료 : 폐동맥판막치환술

TIP

판막성 심장질환의 종류

종류	내용
승모판막 협착증	•류마티스열 이후 발생 •운동 및 활동 시 호흡곤란, 기좌호흡, 피로감 •기침, 객혈, 심방세동 등의 증상 •경정맥 확대, 혈압저하, 청진 시 이완기 잡음 •전신정맥계 울혈, 복부불편감, 간비대, 말초부종 •판막교환술 •이뇨제, 디곡신, 항생제, 항응고제 등 투여 •염분제한
승모판막 폐쇄부전증	•좌심실에서 좌심방으로 혈액이 역류 •수축기 잡음, 심방세동, 색전 •이뇨제, 디지탈리스, 혈관확장제, 판막성형술
대동맥판막 협착증	•노인에게 호발 •활동 시 발작적인 호흡곤란, 실신, 피로 •심박출량 감소, 협심증 •폐부종, 간 비대 •운동제한, 염분제한 •인공판막대치술 •디곡신, 이뇨제, 혈관확장제
대동맥판막 폐쇄부전증	•선천성 기형, 류마티스열 후, 감염성 심내막염으로 발생(대표적인 원인은 류마티스열) •무증상인 경우가 많다. •활동 시 호흡곤란, 기좌호흡, 흉통, 현기증, 이완기 잡음 •운동제한 •디곡신, 이뇨제 •인공판막교체술

2. 심장판막의 간호중재

간호문제	간호진단	간호목표
• 판막질환 및 다른 심장병 유무에 대한 가족력 • 피로감이나 흉통(가슴통증), 호흡곤란, 심계항진(두근거림), 기좌호흡(앉아서 숨쉬기), 야간 호흡곤란의 증상	• 심박출량 감소 • 가스교환 장애 • 활동 내구성 장애 • 급성통증 • 비효율적인 자기 대응	**검사 후 간호목표** • 정상 범위 내의 혈압과 심박동수 유지 • 대상자의 호흡음이 깨끗해지고 산소포화도가 정상 범위를 유지한다. • 대상자는 통증이 완화되었음을 말로 표현하고 통증과 관련된 징후가 나타나지 않는다. **심박출량 감소** • 대상자는 깨끗한 호흡음, 따뜻하고 건조한 피부, S_3와 S_4가 안들림, 말초부종과 경정맥 비대, 복수 감소, 활력징후 정상, 정상 동성 리듬, 소변량 > 30ml/hr 등의 근거에 의해 심박출량이 증가되었음을 알 수 있다. **가스교환 장애 개선** • 대상자는 폐부종(pulmonary edema)이 감소하여, 호흡곤란과 기좌호흡, 거품섞인 핑크색 객담이 나타나지 않는다. **활동의 내구성 장애 개선** • 대상자는 휴식과 활동을 적절히 분배하려는 의지를 보이고, 활동 후 3분 이내에 맥박, 혈압, 호흡이 정상 범위로 돌아온다. **급성통증** • 가슴통증이 감소하고, 대상자는 가슴이 편해짐을 느낀다. 가슴통증 발생 시 대처방안을 말할 수 있다.

간호수행

검사 전 간호수행

- 검사과정을 설명하고 동의서를 받는다. 조영제에 대한 알레르기가 있는지 확인하고, 검사 전 2~6시간 정도 금식하게 한다. 약한 진정제를 사용하기도 한다.

검사 후 간호수행

- 활력징후 및 신경계 사정, 말초맥박 특히 천자부위 사지의 맥박을 자주 측정한다.
- 6~8시간 정도 침상안정하고, 대퇴부를 천자한 경우, 그 부위를 구부리지 않고 편 채로 유지시킨다. 상완동맥 부위를 천자했다면 침상안정을 취할 필요가 없다.
- 조영제의 배설을 돕기 위해 6~8시간 정도 수액을 공급하고, 수분 섭취를 권장한다.
- 검사 다음날 BUN과 크레아티닌을 검사한다.
- 검사 전 섭취하던 식이와 약물을 다시 복용하고, 만약 헤파린 투여 중이었다면 천자부위 폐쇄 시까지는 투여하지 말아야 한다. 또한 천자한 쪽 사지의 운동 및 감각신경 기능을 사정한다.
- 조영제에 대한 알레르기 반응, 혈전, 혈관벽 파열, 색전, 신부전, 가동맥류 등의 합병증이 나타날 수 있으므로 주의한다.

심박출량 감소

- 활력징후와 가슴 청진을 4시간마다 수행한다.
- 좌우 심실부전의 증상을 사정하고, 심부전의 증상이 나타날 경우 이뇨제, 베타 차단제, 디곡신(digoxin)을 투여하고 산소 공급한다.
- 좌심부전의 증상이 나타난 후, 부전이 비가역적으로 나타나기 전에 수술해야 한다.
- 판막 손상 정도에 따라 약물요법과 심장수술 같은 침습적 중재방법을 적용한다.
- 부정맥이 발견되는지 지속적으로 관찰하고, 발견되면 빠른 간호처치를 해야 한다.
- 외과적 중재에 대해 환자와 상담하고, 외과적 중재를 실시할 경우 전처치를 한다.
- 혈전이 심방벽에서 형성되어 전신 색전을 초래할 수 있으므로, 혈전 형성을 예방하기 위해 와파린(warfarin)과 같은 항응고제를 투여한다.

가스교환 장애 개선

- 4~8시간마다 폐음(허파음)의 변화, 호흡곤란, 기좌호흡(orthopnea)을 사정한다.
- 말초 피부색과 체온, 산소포화도를 사정한다.
- 폐부종(pulmonary edema)을 경감시키기 위해 이뇨제를 투여한다.
- 8~24시간마다 수분균형을 관찰하고, 체중을 매일 측정하여 기록한다.
- 대상자에게 자세를 바꿔가면서 기침, 심호흡을 2시간마다 하도록 격려한다.

활동의 내구성 장애 개선

- 울혈성 심부전 증상이 있는 동안 침상안정을 취한다.
- 심장 근육의 위축을 방지하기 위해 활동을 중재해야 하며, 활동 중간 중간 휴식을 취하고, 활동과 휴식의 균형을 유지하게 한다.
- 활동을 점차적으로 증진시킨다.
- 보행을 강화시키기 위해 개인위생 욕구를 보조하거나 시행한다.
- 흉통이나 호흡곤란, 청색증, 어지럼증이 나타나면 활동을 중지한다.
- 활동 후 3분 동안 맥박과 호흡, 혈압을 모니터한다.

급성 통증

- 흉통의 유무를 사정하고 기록한다.
- 흉통이 있을 때는 활동을 줄이거나, β-blocker를 투여한다.
- 흉통이 있을 때의 호흡, 혈압, 심박수를 사정한다.
- 약물치료의 반응을 감시한다. 15~20분 이내에 통증이 감소되지 않는다면 담당의사에게 보고한다.
- 대상자를 안심시키고 불안을 줄이기 위해 침착하고 효율적인 방법으로 간호를 제공한다.

간호수행 PLUS

| 판막치환술(valve replacement) 적용 환자의 간호 |

1) 수술 전 간호

- 환자와 가족에게 수술 후 통증관리, 절개부위 관리, 호흡기계 합병증을 예방하기 위한 방법을 설명한다.
- 환자에게 적어도 수술하기 72시간 전에 항응고제 복용을 중지하도록 교육한다.
- 수술 후 심내막염의 위험을 피하기 위해 6개월 동안 치과치료를 받으면 안 되기 때문에 수술 전에 치아나 잇몸의 이상 소견을 확인하여 이러한 문제를 수술 전에 해결한다.

2) 수술 후 간호

- 인공호흡기를 적용 시 호흡기 상태를 사정한다.
- 승모판협착증 환자일 경우 폐고혈압이 나타날 수 있으므로 호흡양상을 매일 관찰한다.
- 대동맥 판막 치환술 환자의 경우 합병증으로 출혈이 일어날 수 있으므로 주의한다.
- 좌심부전/왼심장기능상실이 있던 환자의 경우 수술 후 심박출량의 감소가 있을 수 있으므로 심박출량과 펌프 기능 저하가 있는지 관찰한다.
- 혈전을 예방하기 위해 항응고제를 평생 복용하므로 이와 관련하여 주의사항을 교육한다.
- 인공판막을 통과할 때 적혈구가 파괴되는 용혈의 위험이 있으므로 이러한 위험증상을 관찰한다.

TIP

심장판막증에 동반되는 대표적 합병증

합병증	합병이 일어나기 쉬운 판막증	진단
심방세동(AF)	• 승모판협착(MS) • 승모판역류(MR)	• 심전도
혈전에 의한 색전증	• MS에 많다. (좌심방 내 혈전에 기인한다)	• AF의 존재 • 신경학적 소견(의식장애, 편마비 등)
감염성 심내막염	• MS 이외의 판막증에 합병한다.	• 발열 • 심장잡음 • 혈액배양 • 심장초음파(vegetation 확인)
폐울혈이나 심부전	• 대동맥판협착(AS) • 대동맥판역류(AR) • MR이 MS보다 많다.	• 흉부 X-선 • 심장초음파 • BNP
심장차단	• 대동맥판협착(AS)에 많다.	• 심전도

※ 장애를 받은 판막의 구조와 판막 전후의 심장속공간의 압력·혈행동태를 생각하면 이해하기 쉽다.

심장판막증 포인트 리뷰

셀프 복습 문제

개요

01 심장판막증에 대해 간략히 기술해보자.

– 심장의 판막에 이상이 발생하면 심장 ______기능이 장애를 일으키게 된다. 이런 판막의 이상을 심장판막증이라고 한다.

증상

02 심장판막증의 주요 증상을 기술해보자.

________________, __________, ____________ 등

치료

03 심장판막증의 종류에 따른 외과적 치료법에 대해 알아보자.

① 승모판막질환 :
② 삼첨판막질환 :
③ 대동맥판막질환 :
④ 폐동맥판막협착 :

정답

01 펌프

02 운동 시 호흡곤란, 협심통, 실신발작

* 그 외의 증상들: 기침, 심부전, 권태감, 간비대, 부종 등

03 ① 경피적 승모판막경계절개술, 승모판막치환술 등
② 삼첨판막성형술, 판막치환술
③ 대동맥판막치환술, 대동맥판막성형술
④ 폐동맥판막치환술

간호

04 심장판막증 환자의 간호에 대해 기술해보자.

① ________이나 ________, ________, ________이 나타나면 활동을 중지하도록 한다.

② 폐부종을 경감시키기 위해 ________를 투여한다.

③ ________이 발견되는지 지속적으로 관찰하고, 발견 즉시 간호처치를 해야 한다.

④ 활동 후 3분 동안 ______과 ______, ______을 모니터한다.

정답

04 ① 흉통, 호흡곤란, 청색증, 어지럼증
② 이뇨제
③ 부정맥
④ 맥박, 호흡, 혈압

핵심 정리 문제

01 승모판 협착증으로 나타나는 증상이 아닌 것은?

① 호흡곤란
② 간 비대
③ 폐정맥 울혈
④ 좌심방 압력 감소
⑤ 협심통

02 대동맥판막 협착증의 증상으로 옳지 않은 것은?

① 폐수종
② 좌심실 비대
③ 기좌호흡
④ 피로감 증대
⑤ 심박출량 증가

03 대동맥판막 폐쇄부전증에 대한 설명으로 옳지 않은 것은?

① 호흡곤란 및 두통 증상이 있다.
② 흉부 X-선 소견에서 좌심방의 비대가 나타난다.
③ 상행대동맥의 확장이 나타난다.
④ 확장기 잡음이 들린다.
⑤ 근본적인 치료는 강심제 및 이뇨제 처방으로 이루어진다.

정답

01 ④
승모판이 협착되면서 좌심방내에 남아있는 혈액의 양이 늘어나 좌심방 압력이 증가한다. 좌심방 압력 증가로 인해 폐고혈압 및 폐울혈이 유발된다.

02 ⑤
대동맥판막 협착증이 심해지면 심박출량이 감소하고 이로 인해 폐수종, 기좌호흡, 심장비대 등이 나타난다.

03 ⑤
체외순환법을 이용하여 인공판막으로 대치시키는 수술이 근본적인 치료이다.

04 대동맥판막 폐쇄부전증의 발생원인으로 가장 대표적인 것은?

① 류마티스열
② 판막 선천 기형
③ 심근경색
④ 고혈압
⑤ 감염성 심내막염

정답

04 ①

대동맥판막 폐쇄부전증의 가장 대표적인 대표적인 원인은 류마티스열이다.

* 그 외의 원인: 선천성 기형, 감염성 심내막염

심근병증 간호관리

1. 병태생리로 보는 심근병증

심장을 구성하는 심근에 변성이 일어나면 심장은 펌프로서 만족스럽게 작동하지 못하고, 심부전 증상을 일으킨다. 고혈압이나 선천성 혹은 후천성 판막, 관상동맥, 심막의 이상에 기인한 것이 아닌 심장 근육 자체의 일차적 이상으로 심근장애가 일어나는 것을 심근병증이라고 한다.

	확장형 심근병증(DCM)	비대형 심근병증(HCM)	제한형 심근병증(RCM)
병 인	• 유전자 변이 • 심근세포의 변성 → 탈락과 섬유화 초래 → 특히 왼심실의 확대가 현저	• 유전자 변이	• 심근세포의 변성 → 섬유화되어 심실벽이 단단하게 변화된 조직상으로 나타남
병 태	• 심근세포의 변성에 의해 서서히 불가역성으로 조직 재형성 진행, 심실벽 확장 진행 → 심장의 심근수축력 저하, 심박출량 저하 (울혈성 심부전 유발)	• 변이를 일으킨 단백질이 근육원섬유마디에 편입됨으로써 이상을 나타낸다. → 상염색체 우성유전 → 2세는 50%의 확률로 비대형 심근병증을 앓는다. • 젊은 환자의 경우 돌연사 주의	• 확장기압은 양쪽 심실 모두 상승하여 울혈성 심장 기능 상실 소견이 나타난다.
증 상	• 운동 시 호흡곤란 • 기좌호흡 • 발작성 야간호흡곤란 • 심계항진	• 심박출량 저하 • 심계항진 • 호흡곤란 • 협심통 • 동요성 어지럼증, 실신	• 심박출량 저하 • 운동 시 호흡곤란 • 폐영역 수포음 • 경정맥 확장 • 복수, 종아리 부종

	확장형 심근병증(DCM)	비대형 심근병증(HCM)	제한형 심근병증(RCM)
진단 및 검사	• 흉부 X-선 사진 (심장음영확대 및 폐울혈) • 심전도 • 심장초음파(심실의 비정상적인 확장, 수축력 저하, 승모판막 역류) • 심장카테터(왼심실 확장말기압과 폐동맥 쐐기압의 상승, 심박출량 저하)	• 심전도 • 심장초음파(왼심실벽 비대) • 심장카테터(왼심실 확장말기압의 상승)	• 심전도 • 심장초음파 (두께가 증가한 왼심실 벽) • 심장카테터 (dip and plateau)
치료	• 혈행동태의 개선 - 약물요법 : 안지오텐신 변환효소억제제, ARB, β차단제 - 심실 재동기요법(CRT) • 부정맥 예방 - 항부정맥제 (아미오다론 등) - 이식형 제세동기(ICD) • 혈전증 예방 - 항응고요법(와파린 등)	• 혈행동태의 개선 - 약물요법 : β차단제, 칼슘길항제, 이뇨제 등 - 경피적 에탄올주입요법 : 중격분지에 풍선카테터 삽입하여 에탄올 주입 - 심근절제술 • 부정맥 예방 - Ia군 항부정맥제 - 아미오다론 - 운동이나 알코올 섭취 제한	• 유효성이 높은 원인치료는 아직 없다. • 기초질환의 치료가 중요하다.

2. 심근병증의 간호중재

간호문제 및 진단	간호사정	간호목표
심박출량 감소 • 심실 기능의 저하, 부정맥과 관련된 심박출량 감소 • 심장의 구조적, 기능적 변화와 관련된 심박출량 감소 **심부전 위험성** • 심장의 구조적인 기능장애와 관련된 심부전 위험성 **활동 지속성 장애** • 심장의 기능장애와 보유능력 감소와 관련된 활동 지속성 장애 **피로** • 질병 경과와 관련된 피로 **불안** • 질병, 죽음에 대한 두려움 및 입원과 관련된 불안	• 피로, 심계항진(두근거림), 발열, 실신, 전신 근육통, 호흡곤란이 있었는지 사정하고, 과거력을 사정하여 알코올 남용이나 임신, 최근 감염 여부, 내분비계 질환이 있었는지 확인한다. • 비대성 심근병증이 의심될 경우 50%가 유전적 질환이므로 대상자 가족 중 심혈관계 질환의 유무를 사정해야 한다.	**일반적 간호 목표** • 소변 배설량이 적절하며, 의식이 분명하고, 혈압과 혈액역동 수치가 정상범위이다. • 심부전의 증상이 나타나지 않거나, 중증의 심근병증 대상자의 경우 더 악화하지 않는다. • 대상자의 활동 내구성이 증가하고, 스스로 활동과 휴식의 양을 조절한다. • 규칙적인 활동과 휴식을 취한다. • 대상자가 치료에 대해 질문하며, 입원에 대한 불안이 감소한다. **심박출량 감소에 대한 목표와 기대결과** • 대상자는 깨끗한 호흡음, 따뜻하고 건조한 피부, S^3와 S^4가 안 들림, 말초부종과 경정맥 팽대, 복수 감소, 활력징후 정상, 정상 동성 리듬, 소변량 > 30ml/hr과 같은 근거에 의해 심박출량이 증가되었음을 알 수 있다. **심부전 위험성에 대한 목표와 기대결과** • 대상자에게 말초부종, 폐부종, 신관류 감소, 심박출량 감소 발한, 호흡곤란, 기좌호흡(앉아서 숨쉬기) 불안, 거품 섞인 핑크색 객담 등과 같은 심부전 증상이 나타나지 않는다. **활동 지속성 장애에 대한 목표와 기대결과** • 활동 시 혈압과 맥박이 최소한으로 변화한다. • 활동 후 3분 이내에 맥박, 혈압, 호흡이 정상범위로 돌아온다. **불안에 대한 목표와 기대결과** • 대상자는 불안이 감소되고 무력감이나 절망감을 표현하지 않는다.

간호수행

심박출량 감소

- 4시간마다 심박동 수, 리듬, 체온과 호흡수를 측정하고, I&O를 확인한다.
- 경과와 약물 치료 효과를 사정하기 위해 폐동맥 카테터를 사용하여 중심정맥압과 폐모세혈관 쐐기압(PCWP)을 측정하고, 심박출량, 심장지수와 전신 혈관저항을 계산한다.
- 심박출량의 변화가 있는지 사정한다.
- 처방에 따라 항부정맥제를 투여하고 혈청농도에 따라 용량을 조절한다.
- 심방세동 환자에게 항응고제를 투여하고, 정기적으로 응고검사를 하며, 출혈 징후를 관찰한다.
- Valsalva's maneuver은 정맥귀환과 혈액유출을 방해하므로 피하도록 한다.

심부전 위험성 감소

- 경정맥 팽대, 말초부종, 폐음(허파음)의 변화, 호흡곤란, 기좌호흡/앉아서 숨쉬기(orthopnea), 빈맥, 저혈압, 혼돈, 소변량(시간당 30ml 이하인지)을 사정한다.
- 간 울혈 여부를 알기 위해, BUN, 빌리루빈, 간 효소, 크레아티닌을 모니터링한다.
- 수분균형을 관찰하고, 체중을 매일 측정하여 기록한다.

활동 지속성 장애 제거

- 활동 전에 침상에서 활동 지속성을 사정한다.
- 활동을 점차적으로 시작하고, 활동과 휴식을 조절하여 피로를 피한다.
- 흉통/가슴통증이나 부정맥, 호흡곤란, 청색증, 어지럼증이 나타나면 활동을 중지한다.
- 활동 후 3분 동안 맥박과 호흡, 혈압을 모니터한다.

불안 제거

- 대상자가 폐쇄공포증이나 불안이 있는지 사정한다. 불안이 있을 경우 항불안제를 미리 투여한다.
- 대상자의 불안을 확인하고, 공포의 원인에 대해서 이야기하도록 격려하여 오해가 있는 부분을 명확하게 한다.
- 모든 절차와 치료에 대해 설명하고, 대상자가 가지고 있는 장비에 대해 설명한다.
- 긍정적인 대처방법을 지지하고 부적응 대처기전에 대해 논의하고 대안을 생각해 보게 한다.
- 방문시간과 방문에 대한 병원의 지침, 정보를 제공하고 대상자와 가족에게 설명한다.
- 갑작스런 심정지의 가능성이 있으므로 가족에게 심폐 소생술에 대해 교육한다.

간호수행 PLUS

확장형 심근병증의 간호중재

- 심부전 치료와 유사하다.
- 혈전과 폐색전을 예방하기 위해 경구용 항응고제를 투여한다.
- 질환 말기에는 심장 이식을 고려해야 한다.
- 디곡신(digoxin) 독성에 걸리기 쉬우므로, 오심, 구토, 복시, 부정맥이 나타나는지 사정한다.
- 심근수축력을 강화하고 심장의 부담을 덜어주기 위해 근수축강화제를 투여한다.
- 전부하와 후부하를 감소시키기 위해 니트로글리세린과 같은 혈관확장제를 투여한다.
- 폐울혈과 수분의 과잉 축적을 막기 위하여 이뇨제를 투여하고, 염분 제한 식이를 제공한다.
- 대상자에게 견디기 힘든 활동과 질환을 악화시키는 신체적 · 정서적 스트레스를 피해야 함을 알려준다.
- 알코올은 심근수축력을 감소시키므로 자제하도록 교육한다.

비대형 심근병증의 간호중재

- 심근수축력과 심박동수를 감소시켜 산소소비량을 줄이기 위하여 β-blocker를 투여한다.
- 심박동수와 수축력을 감소하고 혈관을 이완시켜 증상을 경감시키기 위해 칼슘길항제를 투여한다.
- 부정맥이 발생할 경우 즉각적으로 치료한다.
- 근육의 두께를 줄이고 증상을 경감시키기 위해 격막의 일부분을 외과적으로 절제한다.
- 심한 서맥과 치명적인 빈맥이 있을 경우, 이를 치료하기 위하여 인공심박동기와 자동 내부 제세동기를 이식한다.
- 비외과적 치료로 왼심실의 유출통로 협착을 개선시켜 증상과 징후를 줄이기 위해 경피적 심근 격막절제술을 한다.
- 흉통이 있을 때에는 다리를 올리고 휴식을 취해야 한다. 혈관이완제(NTG)를 투여하면 심장으로 정맥귀환량을 감소시키며 심장에서 나가는 혈류의 장애가 증가하여 흉통을 악화시킬 수 있다.
- 전부하를 감소시키는 약물이나 수축력을 증가시키는 약물을 피해야 한다.
- 알코올은 혈관확장을 일으켜서 혈액 유출을 저하시킬 수 있으므로 제한한다.

억제형 심근병증의 간호중재

- 심부전이 있을 경우 수분을 제한하고 이뇨제를 투여한다.
- 심방세동이 있을 경우 디곡신을 투여한다.
- 색전을 예방하기 위하여 경구용 항응고제를 투여한다.

심근병증 포인트 리뷰

셀프 복습 문제

개요

01 심근병증에 대하여 간략히 기술해보자.

– 고혈압이나 선천성 혹은 후천성 판막, 관상동맥, 심낭의 이상에 기인한 것이 아닌 ________ 자체의 일차적 이상으로 심근장애를 일으키는 질환을 심근병증이라고 한다.

병인

02 심근병증의 종류에 따른 병인을 알아보자.

	확장형 심근병증	비대형 심근병증	제한형 심근병증
병인	① 심근세포의 변성 → ______과 ______ 초래	② ______ 변이	③심근세포의 변성 → ______되어 ______이 단단하게 변화된 조직상

증상

03 심근병증의 증상에 대해 기술해보자.

①확장형 심근병증

– ____________, ________, ____________, ________

②비대형 심근병증

– ________ 저하, ________, ________, ________, ________, ________

③제한형 심근병증

– ________ 저하, 운동 시 ________, ________, ________ 확장, ________

정답

01 심장 근육

02 ① 탈락, 섬유화
② 유전자
③ 섬유화, 심실벽

03 ① 운동 시 호흡곤란, 기좌호흡, 발작성 야간호흡곤란, 심계항진
② 심박출량, 심계항진, 호흡곤란, 협심통, 동요성 어지럼증, 실신
③ 심박출량, 호흡곤란, 폐영역 수포음, 목정맥, 복수

치료

04 심근병증에 종류에 따른 치료에 대해 기술해보자.

	확장형 심근병증	비대형 심근병증	제한형 심근병증
치료	혈행동태의 개선 - 약물요법 (① ______, ______, ______) - ② ______	혈행동태의 개선 - 약물요법 (③ ______, ______, ______ 등) - ④ ______	⑤ ______의 치료

간호

05 심근병증의 간호에 대해 기술해보자.

① 처방에 따라 ______를 투여하고 혈청농도에 따라 용량을 조절한다.

② 심방세동 환자에게 ______를 투여하고, 정기적으로 ______를 한다.

③ ______은 정맥귀환과 혈액유출을 방해하므로 금지하도록 한다.

④ 활동 후 3분 동안 ______과 ______, ______을 모니터한다.

정답

04 ① 안지오텐신변환효소억제제, β차단제, ARB
② 심실 재동기요법
③ β차단제, 칼슘길항제, 이뇨제
④ 경피적 에탄올주입요법
⑤ 기초질환

05 ① 항부정맥제
② 항응고제, 응고검사
③ 발살바법(Valsalva's maneuver)
④ 맥박, 호흡, 혈압

핵심 정리 문제

01 비대형 심근병증에 대한 설명으로 옳은 것은?

① 상염색체 열성유전을 한다.
② 심장카테터 진단에서 dip and plateau의 파형이 보인다.
③ 호흡곤란, 협심통 등의 증상이 나타난다.
④ 특별한 원인치료법은 없고 기초질환의 치료가 중요하다.
⑤ 나이가 많은 환자의 경우 돌연사에 주의한다.

정답

01 ③

① 상염색체 우성유전이 되며 환자의 2세에게서는 약 50%의 확률로 비대형 심근병증이 발병한다.
② dip and plateau는 제한형 심근병증의 심장카테터 소견이다.
④ 제한성 심근병증의 설명이며, 비대형 심근병증에서는 베타차단제·칼슘길항제·이뇨제 등의 약물요법, 경피적 에탄올주입요법, 심근절제술 등의 치료법이 사용된다.
⑤ 비대형 심근병증에서는 젊은 환자의 돌연사에 주의해야 한다.

02 심근병증의 간호에 대한 설명으로 옳지 않은 것은?

① 흉통이 있을 때에는 다리를 올리고 휴식을 취하도록 한다.
② 발살바법(Valsalva's maneuver)을 시행하여 정맥귀환량을 증가시킨다.
③ 환자가 불안해하면 항불안제를 미리 투여한다.
④ 심방세동 환자에게 항응고제를 투여하고, 정기적으로 응고검사를 한다.
⑤ 알코올은 심근수축력을 감소시키므로 자제하도록 교육한다.

02 ②

발살바법(Valsalva's maneuver)은 정맥귀환과 혈액유출을 방해하므로 금지하도록 한다.

협심증 간호관리

1. 병태생리로 보는 협심증

협심증이란 심근허혈에 의해 심근의 산소가 결핍되어 흉부통(협심통)이나 흉부불쾌감, 압박감 등의 증상이 일시적으로 나타나는 질환이다.

병 인	• 정신적 스트레스, 운동습관 • 흡연, 고혈압, 당뇨병 • 가족력, 성격 • 죽상경화증, 심근허혈
병 태	**안정 협심증** • 1~5분 동안 지속되는 통증 • 관상동맥혈류량의 감소 • 관상동맥의 기능적 협착 • 심박출량의 감소 • 심근에의 산소공급량의 감소 및 수요량의 증가 **불안정 협심증** • 병태의 발생 빈도, 강도, 지속시간이 짧은 시간에 악화 • 안정 시 통증이 10분 이상 지속
증 상	• 쥐어짜는 듯한 흉통이 특징 • 심근허혈로 인한 흉부통, 흉부압박감 • 호흡곤란 • 가래의 증가 • 빈맥 • 혈압하강 • 왼쪽 흉부 및 팔 안쪽의 통증(휴식을 취하면 사라짐)

증 상

*** 협심증의 통증 양상**

- 안정형 협심증
  - 흉골 하부의 가슴통증이 왼쪽 팔로 방사된다.
  - 통증의 강도가 심하고 30분 이상 지속된다.
- 불안정성 협심증
  - 작업 시 또는 휴식 시에도 흉통이 발생하여 15분 이상 지속된다.
  - 운동 중 발생한 흉통은 안정을 취해도 완화되지 않는다.
  - 니트로글리세린에 의해서도 완화되지 않는다.

진 단 및 검 사

진단

- 흉통 등의 호소

검사

- 심전도(ST-T 변화)
- 흉부X-선검사
- 심장 초음파검사
- 관상동맥 조영

치 료

- 약물요법 : 혈관확장제, 지속성 질산염제, β-blocker
- 외과치료 : 경피적 관상동맥 중재술
- 안정
- 통증이 예상될 때는 니트로글리세린을 사전 복용

2. 협심증의 간호중재

간호문제	간호진단	간호목표
•협심증 증상으로 인한 일상 활동의 제한	•급성 통증	•흉통의 원인과 증상을 명확히 하여 경감할 수 있다. •흉통이 일어날 때의 대처방법을 실행할 수 있다. •발작을 일으키는 일이 없이 일상생활을 할 수 있다. •발작의 원인과 그 증상을 말로 표현할 수 있다.
•흉통이 발작으로 인한 수면 장애	•불면증 •수면유지곤란	•수면 장애 •야간에 수면할 수 없는 원인을 알아내어 원인제거를 할 수 있다.
•운동부족으로 인한 변비	•변비	•규칙적으로 배변이 가능하며 복부 불쾌감이 없어진다.

간호수행

흉통의 원인 제거

- 발작 시에는 안정을 취하도록 하고 의사와 상담하여 질산제를 투여한다.
- 발작 시에는 신속하게 의료자에게 전달하여 지도를 받도록 한다.
- 발작의 원인과 발작 활동에 대하여 상담한다.
- 발작이 일어날 때의 증상, 그 활동상황에 대하여 관찰한다.
- 한랭의 차이에 주의하여 의류나 난방 등의 조정이 가능하도록 지도한다.
- 필요시에는 활동의 도중에 휴식을 하도록 지도한다.
- 저염, 저지방 식이를 권장한다.
- 흡연을 금하고 규칙적인 운동을 하도록 한다.

수면 장애 원인 제거

- 환자가 안정되어 잠들 수 있는 환경을 만들어 준다.
- 수면제의 내복 시간과 양을 의사와 상담하고, 규칙적인 생활을 할 수 있도록 지도한다.

배변 기능 회복

- 배변횟수, 변의 형태, 복부불쾌감, 장연동음에 대한 관찰을 한다.
- 적절한 수분섭취 계획에 기초하여 수분섭취를 도모한다.
- 필요한 경우에 복부마사지나 따뜻한 수건으로 찜질을 해준다.
- 2일 이상 배변이 없는 경우에는 의사와 상담하여 완하제의 투여나 좌약을 검토하도록 한다.

환자 퇴원 시 교육

- 규칙적인 생활 및 운동을 하도록 하고 과격한 운동이나 활동은 금하도록 한다.
- 과식하지 않고 소량씩 자주 섭취하도록 한다.
- 갑자기 차가운 곳으로의 노출을 피하고 따뜻한 방에서 수면을 취하도록 한다.
- 최대한 스트레스를 받지 않도록 한다.
- 통증이 예상될 때에는 니트로글리세린을 사전 복용하고 통증이 심하면 의사에게 알리도록 한다.

TIP

니트로글리세린의 투여

- 약은 어두운 병에 담아 서늘하고 건조한 곳에 보관한다.
- 1~2분 만에 효과가 나타나 30분 동안 지속된다.
- 약효가 없을 때에는 5분 간격으로 3회까지 사용할 수 있다.

협심증 포인트 리뷰

셀프 복습 문제

개요

01 협심증에 대해 간략히 기술해보자.

– 협심증이란 ________에 의한 흉부통(협심통)이나 흉부불쾌감, 압박감 등의 증상이 일시적으로 나타나는 질환이다.

증상

02 협심증 발작의 특징적인 현상은?

– ____________________

간호

03 협심증의 간호에 대해 기술해보자.

〈 간호 관리 〉

① 발작 시에는 안정을 취하도록 하고 의사와 상담하여 _______를 투여한다.

② 적절한 ________계획에 기초하여 ________를 도모한다.

③ ________, ________, ________, ________에 대한 관찰을 한다.

④ 2일 이상 배변이 없는 경우에는 의사와 상담하여 ______나 ______사용을 검토하도록 한다.

〈 환자 퇴원 시 교육 〉

⑤ ________하지 않고 소량씩 자주 섭취하도록 한다.

⑥ 갑자기 ________으로의 노출을 피하고 ________에서 수면을 취하도록 한다.

⑦ 최대한 ________를 받지 않도록 한다.

⑧ 통증이 예상될 때에는 ________을 사전 복용하고 통증이 심하면 의사에게 알리도록 한다.

정답

01 심근허혈

02 쥐어짜는 듯한 흉통

03 ① 질산제
② 수분섭취, 수분섭취
③ 배변횟수, 변의 형태, 복부불쾌감, 장연동음
④ 완하제, 좌약
⑤ 과식
⑥ 차가운 곳, 따뜻한 방
⑦ 스트레스
⑧ 니트로글리세린

핵심 정리 문제

01 다음 중 협심증의 증상으로 옳지 않은 것은?

① 심근허혈로 인한 흉부통 및 흉부압박감
② 호흡곤란
③ 가래의 감소
④ 빈맥
⑤ 혈압하강

02 협심증 환자에게 교육해야 할 내용으로 옳지 않은 것은?

① 협심통 증세가 나타나면 즉시 하던 것을 중지하고 휴식을 취하도록 한다.
② 니트로글리세린(NTG)을 투명한 병에 담아 항상 지니고 다니도록 한다.
③ 흉통이 나타나면 니트로글리세린을 혀 밑에 넣고 약이 녹을 때까지 침을 삼키지 않도록 한다.
④ 니트로글리세린을 혀 밑에 넣었을 때 얼얼하거나 화끈한 느낌이 드는 것은 정상임을 미리 알린다.
⑤ 협심증 발작을 예방하기 위해 갑자기 차가운 기후에 노출되지 않도록 주의시킨다.

03 협심증 환자에 대한 간호로 옳지 않은 것은?

① 고지질식이를 권장한다.
② 식사는 여러 차례로 나누어 제공한다.
③ 니트로글리세린을 혀 밑에 넣어 복용시킨다.
④ 니트로글리세린을 복용한 후에도 통증이 완화되지 않으면 5분 간격으로 3정 정도를 사용할 수 있다.
⑤ 3정 사용 후에도 통증이 지속되면 심근경색일 가능성이 있으므로 즉시 의사에게 알린다.

정답

01 ③
가래는 증가한다.

02 ②
빛을 차단하기 위해 갈색병에 약을 넣는다.

03 ①
콜레스테롤과 포화지방 함량이 높은 음식은 제한한다.

심근경색 간호관리

1. 병태생리로 보는 심근경색

심근경색이란 장시간의 심근허혈에 의해 심근이 괴사되는 것이다. 일반적으로 흉통은 30분 이상 지속되고, 한번 괴사된 심근은 두 번 다시 수축되는 일이 없다. 새롭게 발생한 심근경색을 급성 심근경색, 이전에 심근경색을 일으켜서 기질화된 것을 진구성 심근경색이라고 한다.

병 인

- 노화, 관상동맥 질환의 가족력, 흡연습관, 고혈압, 비만, 당뇨병, 고콜레스테롤혈증

* **유인** : 운동, 한랭, 흥분, 긴장, 입욕

병 태

- 급성 죽상경화반의 파열로 인한 파열부위 혈소판 응집
- 심근산소수요 증가와 공급의 감소
- 협심증 발작

* **심근경색의 합병증**

- 부정맥
- 심인성 쇼크
- 울혈성 심부전(급성 심근경색 환자는 울혈성 심부전으로 진행할 위험이 높다)
- 심실동맥류

증 상

- 30분 이상 지속되는 흉통
- 흉부불결, 압박감, 중압감, 심계항진, 부정맥 등
- 의식장애, 구역질·구토
- 혈압상승 및 저하, 청색증, 말초냉감, 부종, 다한증
- 호흡상태의 변화, 호흡곤란
- 정신증상, 수면장애

진단 및 검사	•심전도 검사 : ST분절 상승 또는 하강, 이상 Q파 출현, T파 역전 •트로포닌 상승 : 심근경색 조기 진단에 효과적 •혈액성 생화학검사 : 심근산소(CK, CK-MB), 심장형 지방산결합단백, 미오글로빈 (심근경색 이후 가장 먼저 상승) 등 •관동맥조영, 좌실조영 •심장초음파 •심근 스캔

치료	•수술요법 : 경피적 관상동맥 성형술(PTCA) 또는 관상동맥 우회술(CABG) 시행 •산소요법 : 산소공급 •약물요법 : 아스피린, 니트로글리세린, 모르핀, β-blocker 등 •재관류요법 : 혈전용해술(정맥 공급)

TIP

심근경색의 합병증

– 부정맥
– 심인성 쇼크
– 울혈성 심부전(급성 심근경색 환자는 울혈성 심부전으로 진행할 위험이 높다)
– 심실동맥류
– 폐색전증

2. 심근경색의 간호중재

간호문제	간호진단	간호목표
• 흉통, 식은땀과 청색증, 말초냉감으로 인한 불쾌감	• 급성 통증	**흉통 제거** • 통증이 사라진다. • 증상을 파악하고 합병증과 고통의 발생을 최소한으로 한다.
• 급작스러운 흉통 재발에 대한 공포심	• 불안, 공포	**흉통으로 인한 공포에 대한 대처** • 공포심이 사라지고, 공포심에 대한 대처를 할 수 있다.

간호수행

흉통 제거

- 고통을 경감하도록 한다.
- 심근의 이상(부정맥)을 감시하기 위해 지속적으로 심장 모니터링을 한다.
- 지시된 검사와 처치를 실시하고, 약물을 투여한다.
- 통증완화를 위해 모르핀을 정맥투여 한다(미약성 진통제로 통증 완화됨).
- 환자가 안정을 유지하도록 지도한다.
- 반좌위를 취하도록 한다.

흉통으로 인한 공포에 대한 대처

- 질환과 치료에 관한 설명을 충분히 한다.
- 공포나 걱정 등 감정의 표출을 하도록 한다.

심근경색 재활 간호

- 첫 24시간은 절대안정을 취하도록 하고 첫 48시간 동안에는 유동식을 제공한다.
- 저염, 저지방 식이를 제공한다.
- 정맥으로 수액공급을 한다.
- 칼슘, 마그네슘 섬유질 섭취를 증가하도록 한다.
- 신체활동을 점차적으로 증가시키도록 하고 충분한 수면을 취하도록 한다.
- 대변 시 힘을 주지 않도록 하고 대변완화제를 사용한다.

심근경색 포인트 리뷰

셀프 복습 문제

개요

01 심근경색에 대해 간략히 기술해보자.

① __________폐쇄로 인하여 심근에 혈액공급이 중단되어 심근의 경색 및 괴저가 일어나는 증상을 말한다.

② 위험요인으로는 __________, __________, __________, __________, __________, __________ 등이 있다.

③ 심근경색 환자의 가장 흔한 사망원인은 첫 24시간 이내에 나타나는 __________ 또는 __________이다.

증상

02 심근경색의 가장 특징적인 증상은 무엇인가?

– __________

치료 및 간호

03 심근경색의 치료 및 간호에 대해 기술해보자.

① 정맥으로 __________공급을 한다.

② 통증완화를 위해 __________를 한다.

③ 배변 시 힘을 주지 않도록 하고 __________를 투여한다.

④ 첫 24시간은 __________을 취하도록 하고 첫 48시간 동안에는 __________을 제공한다.

⑤ 환자의 심장 부담을 경감시키기 위해 __________를 제공한다.

정답

01 ① 관상동맥
② 죽상경화증, 흡연, 고혈압, 당뇨, 비만, 스트레스
③ 심실성 빈맥, 심실세동

02 30분 이상 지속되는 흉통
* 그 외의 증상: 오심, 불안, 호흡곤란, 심계항진, 혈압상승 및 저하, 청색증, 부정맥, 다한증, 정신증상 등

03 ① 수액
② 모르핀 정맥투여
③ 대변완화제
④ 절대안정, 유동식
⑤ 저염식이

핵심 정리 문제

정답

01 급성 심근경색 발생 시 통증의 양상으로 옳은 것은?

① 흉통이 30분 이상 지속된다.
② 운동이나 스트레스 상황에서 발생한다.
③ 안정을 취하면 흉통이 감소한다.
④ 통증의 강도는 약하다.
⑤ 니트로글리세린을 투여하면 통증이 완화된다.

01 ①
②, ③, ⑤는 협심증에 대한 설명이며, 통증의 강도는 협심증보다 훨씬 강하다.

02 급성 심근경색 환자에 대한 간호로 틀린 것은?

① 발생 직후 24시간은 절대 안정이 필요하다.
② 모르핀 투여 시에는 정맥 내로 투여한다.
③ 체위 변경을 실시하여 욕창을 예방한다.
④ 변비 예방을 위해 섬유소가 풍부한 음식을 제공한다.
⑤ 정맥혈전을 예방하기 위해 수동적 관절범위 운동을 수행한다.

02 ④
섬유소가 풍부한 음식을 섭취하면 소화기능 부담이 증가하여 곧 심장에 부담을 증가시킨다.

03 심근경색 발생 이후 사망의 가능성이 가장 높아 간호에 특히 주의를 요하는 때는?

① 발생 후 24시간 이내
② 발생 후 48시간 이내
③ 발생 후 3~4일째
④ 발생 후 2주째
⑤ 발생 후 1개월째

03 ①
심근경색은 발생 24시간 이내의 사망률이 현저히 높다.

04 급성 심근경색 발생 시 나타나는 증상이 아닌 것은?

① 쥐어짜는 듯한 극심한 분쇄통이 나타난다.
② 흉통은 발생 후 5분 이내로 소실된다.
③ 피부가 차갑고 축축해진다.
④ 발열, 구토 증세가 일어난다.
⑤ 니트로글리세린 복용으로도 흉통이 완화되지 않는다.

정답

04 ②
심근경색 시 흉통은 35~45분 이상 지속된다.

심막염 간호관리

1. 병태생리로 보는 심막염

급성 심막염은 다양한 원인으로 심막(심장막)에 염증이 발생하며, 매우 강한 흉통을 일으킨다. 급성 심근경색과의 감별이나 염증의 영향으로 심막액이 과도하게 저류하여 혈행동태에 영향을 미치는 것이 문제이다. 심막의 염증을 일으키는 원인은 크게 감염성과 비감염성으로 분류된다.

병 인	• 감염성 – Coxsackie virus B군 – 박테리아 – 진균 • 비감염성 – 심근경색 – 심막절제술 후 – 요독증 – 결합조직질환 – 류머티스성 관절염 – 악성 종양

병 태	• 다양한 원인으로 심막에 염증이 발생하여 흉통을 일으킨다. • 수종이 진행되면 심장압전으로, 만성화하면 수축성 심막염으로 경과한다.

증 상	• 지속성 흉통(누우면 심해지고 앞으로 숙이면 감소) • 심막마찰음 • 감기증상, 호흡곤란, 삼킴곤란 • 발열, 오한, 기침, 부종 등

진단 및 검사	• 생화학 검사 • 심전도 • 심장초음파

치료	• 원인에 대한 치료 • 안정을 취한다. • 진통제(NSAIDs, 아스피린, 데메롤, 모르핀) 및 항상제 투여 • 해열진통제로 통증과 염증 관리 • 배농(화농성 심막염일 경우)

TIP

심근염

심근염은 심막과 심내막 사이의 심근, 즉 심장근육에 염증이 생긴 것을 말한다.

- 심근염의 증상
  - 피로감, 호흡곤란, 발열
  - 심계항진, 빈맥, 부정맥, 흉통
- 심근염의 치료
  - 안정, 산소공급
  - 항생제, 강심제, 이뇨제, 혈관확장제 등 투여

2. 심막염의 간호중재

간호문제	간호사정	간호목표
•흉통 •심박출량 감소	•심막염의 주관적 증상 중 가장 특징적인 것은 흉통이다. 대부분의 경우 통증이 숨을 쉴 때나(주로 흡기/들숨 시) 몸통을 돌릴 때 심해지고, 앞으로 기대거나 앉은 자세에서 완화되므로 대상자에게 이러한 통증의 변화가 있는지 질문한다. •흉통이 방사되는지 여부를 사정한다. 대부분의 심막염 흉통은 왼쪽 목, 어깨, 등 부위로 방사되는 흉골 아래 통증이다. 팔로 방사되지 않으므로 다른 질병과 감별할 수 있다. •열과 함께 오한과 근육통, 관절통, 식욕부진, 오심, 체중감소 등이 나타났는지 사정해야 한다.	•통증 경감을 표현한다. •맥박과 심박동수가 안정되고, 부정맥이 나타나지 않으며 마찰음이 들리지 않는다. •심장압전의 증상이 나타나지 않는다. •흉통의 강도가 감소하고, 발생 횟수가 줄어든다. •심막염이 호전되어 심실수축력, 심박출량이 증가한다.

간호수행

맥박과 심박동수의 안정

- 심막 내 바늘을 용이하게 삽입하기 위하여 머리를 상승시킨 체위나 침상머리를 45° 각도로 상승시킨다.
- 심전도의 사지 유도 전극을 부착시켜 계속 심전도를 측정한다.
- 시술 중 대상자의 ECG, 혈압, 정맥압을 계속 측정한다.
- 정맥압의 상승과 동맥압의 하강을 관찰하고, 심음을 청진한다.
- 합병증으로 부정맥과 폐, 위장, 간 천자, 관상동맥 또는 심근의 파열이 있는지 사정한다.
- 심장압전(심장눌림증 : cardiac tamponade)이 재발되었음을 의미하는 심음의 강도가 감소되는지 청진한다.
- 세포 수, 균 배양 및 민감성 검사, 세포진단 검사를 위해 심막액/심낭액 검체를 검사실로 보낸다.

흉통의 강도가 감소

- 통증과 증상을 경감하기 위해 처방된 약과 항염증제를 투여한다.
- 진통제의 효과를 사정한다. 24~48시간 이내에 통증이 감소되지 않는다면 의사에게 보고한다.

심막염이 호전되어 심실수축력, 심박출량 증가

- 심장압전의 증상 사정 : 심박동 수의 증가, 혈압하강, 경정맥(목정맥)의 팽창, 불안, 미약한 심음
- 심장압전의 증상으로 역설적 혈압(모순 맥박)이 청진되는지 사정해야 한다.
- 울혈성 심부전의 증상이 나타나는지 사정한다.

간호중재 PLUS

| 심장막병의 간호진단 |

- 심장압전(심장눌림증)을 의미하는 다음과 같은 증상이 나타나는지 사정한다.

정맥압 상승(중심정맥압 상승)	불안, 초조
경정맥 팽대	입술과 손톱의 청색증
Kussmaul's sign(흡기 경정맥 팽대)	발한
저혈압	약한 심음
맥압 감소	기이맥
빈맥(빠른맥 : tachycardia)	마찰음(friction rub) 감소
호흡곤란	QRS 전압 감소 및 전기적 변화

| 심장막병의 간호수행 |

- 수술 전 대상자에게 시술 과정을 설명한다.
- 멸균상태에서 tray를 개방한다.
- 소독제로 피부를 준비하고 멸균보로 덮는다.
- 가슴 불편감을 사정한다.
- 대상자와 가족의 불안을 경감시키기 위하여, 심막염의 흉통과 재발성 심근경색의 흉통의 차이점을 설명한다.

TIP

급성 심막염과 허혈성 심장질환의 감별

	통증의 특징			
	형태	호흡의 영향	지속시간	체위의 영향
급성 심막염	찌르는 듯한 통증이나 가끔 둔통, 압박감이 왼쪽 승모근에 방사된다.	흡기 시에 통증이 증가된다.	수 시간 ~ 수 일	앉은자세에서 경감되고 누운자세에서 증가한다.
허혈성 심장질환	**협심증에서** • 앞가슴교액감, 압박감, 작열감, 막연한 불안감이 왼쪽 어깨로 방사된다.	없음	**협심증에서** • 안정을 유지하면 보통 1~2분, 길어도 30분 이내에 멈춘다. • 불안정 협심증이나 심근경색에서는 30분 이상 지속되는 경우가 있다.	보통 없음

TIP

수축성 심막염과 심장압전(cardiac tranponade) 및 기타 질환과의 감별 포인트

소견	수축성 심막염	심장압전	제한형 심근병증	우심실경색
임상소견				
모순맥박	대체로 없음	일반적	드묾	드묾
경정맥파				
깊은 y하강	대체로 있음	없음	드묾	드묾
깊은 x하강	대체로 있음	있음	있음	드묾
Kussmaul 징후	있음	없음	없음	없음
3심음	없음	없음	드묾	있을 수 있음
심막 고타음	자주 있음	없음	없음	없음
심전도				
저전위차	있을 수 있음	있을 수 있음	있을 수 있음	없음
교대맥	없음	있을 수 있음	없음	없음
심장초음파				
심막비대	있음	없음	없음	없음
심막석회화	자주 있음	없음	없음	없음
심막액 저류	없음	있음	없음	없음
우심실 직경	대부분은 정상	대부분은 축소	대부분은 정상	확대
심실벽 두께	정상	정상	대부분은 증가	정상
확장기 우심방 및 우심실 허탈	없음	있음	없음	없음
확장 조기 충만의 증가, 승모판막 구멍 혈류속도 증가	있음	없음	있음	있을 수 있음
혈류속도의 호흡성 변동 증가	있음	있음	없음	없음
CT/MRI				
심막비대, 석회화	있음	없음	없음	없음
심장카테터 검사				
확장기압의 동일화	대체로 있음	대체로 있음	대체로 없음	있음/없음
심근생검의 유용성	없음	없음	가끔 있음	없음

※ 차이에 주의

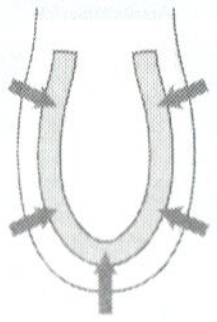

심장압전
(항상 외부에서 전달되는 힘)

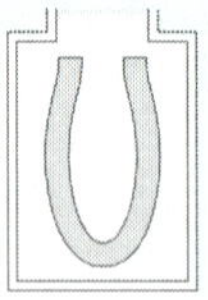

수축성 심막염
(단단한 용기 속에 폐쇄)

심막염 포인트 리뷰

셀프 복습 문제

개요

01 심막염에 대해 간략히 기술해보자.

① 급성 심막염은 다양한 원인으로 ___________에 염증이 발생하며, 매우 강한 흉통을 일으킨다.
② 심막의 염증을 일으키는 원인은 크게 ________과 ________으로 분류된다.

병인

02 심막염의 병인으로 옳은 것을 모두 골라보자.

① 박테리아　② 바이러스　③ 진균감염
④ 류머티스성 관절염　⑤ 요독증　⑥ 결합조직질환

병태

03 심막염의 병태에 대해 기술해보자.

① 심막에 염증이 발생하여 ____________이 심장을 압박하여 __________이 감소한다.
② 만성이 되면 심막이 _________되어 두꺼워진다.

증상

04 심막염의 증상에 어떤 것이 있는지 나열해보자.

– _______________, _______________, _________, _________, _________, _______, _______ 등

정답

01 ① 심막(심장막)
② 감염성, 비감염성

02 ①, ②, ③, ④, ⑤, ⑥

03 ① 삼출물, 심박출량
② 섬유화

04 지속적인 흉통, 심막마찰음, 발열, 오한, 호흡곤란, 부종, 기침

치료 및 간호

05 심막염의 치료와 간호에 대해 기술해보자.

① ________(NSAIDs, 아스피린, 데메롤, 모르핀), ________ 투여

② 진통제 투여 후 ________시간 이내에 통증이 감소되지 않는다면 의사에게 보고한다.

③ 통증과 증상을 경감하기 위해 처방된 약과 ________를 투여한다.

④ 심막천자 시 심낭 내 바늘을 용이하게 삽입하기 위하여 ____를 상승시킨 체위나 ________를 ______각도로 상승시킨다.

⑤ 환자가 ________을 취하도록 한다.

정답

05 ① 진통제, 항생제
② 24~48
③ 항염증제
④ 머리, 침상머리, 45°
⑤ 안정

핵심 정리 문제

01 다음 중 심낭염의 증상이 아닌 것은?

① 지속적인 흉통
② 늑막 마찰음
③ 감기 증상
④ 심장압전
⑤ 심막삼출

02 심낭염을 앓고 있는 환자가 고통을 호소할 때 어떤 체위를 취하도록 해야 하는가?

① 앉아서 몸통을 앞으로 구부리게 한다.
② 옆으로 누워 무릎을 구부리게 한다.
③ 엎드린 상태에서 머리를 옆으로 돌리게 한다.
④ 배와 가슴을 위쪽으로 하고 반듯이 눕게 한다.
⑤ 똑바로 눕게 하고 다리를 45도로 높여준다.

03 급성 섬유소성 심낭염의 증상이 아닌 것은?

① 체온 상승
② 호흡곤란
③ 심낭 마찰음
④ 서맥
⑤ 흉통

정답

01 ②
전흉부의 심낭 마찰음이 들린다. 늑막마찰음은 습성 늑막염에서 나타난다.

02 ①
심낭성 흉통은 앉거나 상체를 앞으로 숙이면 감소된다.

03 ④
빈맥이 나타난다.